„KLASSISCHE" KINDERKRANKHEITEN 74

MASERN 78
SCHARLACH 80
RÖTELN, WINDPOCKEN 82
KINDERLÄHMUNG 83
KEUCHHUSTEN 84
PSEUDOKRUPP 84
RACHITIS 85

NEUE KINDERKRANKHEITEN 87

WAS BRAUCHEN DIE KINDER DER HEUTIGEN ZEIT FÜR IHRE GESUNDE ENTWICKLUNG? 89

SCHWANGERSCHAFT 93
GEBURT 95
STILLZEIT 97
NATÜRLICHE BINDUNG UND ABLÖSUNG 98
GEMEINSAM VERBRACHTE ZEIT 100
BEWEGUNG 104
GEMEINSAME MAHLZEITEN 108
RHYTHMUS UND RITUALE 110
LOB, ANERKENNUNG UND „RICHTIGE" KRITIK 110
NEIN UND GRENZEN 112
SPIELEN UND SPIELZEUG 114
LIEBE 117

NACHWORT 119

INTERESSENSGEMEINSCHAFT FÜR BIOLOGISCHES HEILWISSEN 119

LITERATURVERZEICHNIS 120

Zur Autorin

Die Heilpraktikerin und Seminarleiterin Maria Pollack hat selbst vier erwachsene Kinder, die alle auf natürlichem Wege gezeugt, ausgetragen, geboren und gestillt wurden und die eine geraume Zeit den Mittelpunkt ihres Lebens bildeten.
Nun arbeitet sie in eigener Naturheilpraxis in Oberbayern schwerpunktmäßig mit dem BioLogischen Heilwissen. Wirbelsäulentherapie nach Breuß und Dorn, sowie Methode Körbler und Konflikt- und Traumatherapie runden neben einigen anderen Methoden ihr Therapiekonzept ab. Gemeinsam mit ihrem Mann leitet Maria Pollack viele Seminare zur Gesundung und Gesunderhaltung.

Vorwort

Das Wissen um die Zusammenhänge, die Dokumentationen und die Ordnungen der Organe und Gewebe in die Fünf BioLogischen Naturgesetze verdanken wir Dr. med. Mag. Theol. Ryke Geerd Hamer. Ihm ist außerordentlich hoch anzurechnen, dass er unter widrigsten Umständen von ungerechtfertigten Anfeindungen, Ausgrenzung, Verurteilung und Ungerechtigkeit „seiner naturwissenschaftlich-medizinischen Wahrheit" treu geblieben ist. Dr. Hamers Erkenntnisse werden mittlerweile auf verschiedenem Wege und unter verschiedenen Namen weitergetragen und angewendet. Das ist nicht aufzuhalten, denn immer mehr Menschen profitieren bereits gesundheitlich und seelisch von diesen segensreichen Entdeckungen.

Rainer Körner hat dieses Wissen nach jahrelangem intensivem Studium und der Arbeit mit vielen Patienten zum „BioLogischen Heilwissen" erweitert und bietet unter diesem Namen seine Ausbildungen, Seminare und Lehrbücher an. Ich habe sämtliche Aus- und Fortbildungen zum BioLogischen Heilwissen bei Rainer Körner gemacht. Jetzt arbeite ich mit in der Interessensgemeinschaft für BioLogisches Heilwissen, die von Rainer Körner begründet wurde und aus Therapeuten, Heilpraktikern und Interessenten besteht und die es sich zur Auf-

Gesunde Kinderentwicklung

Erkrankungen, Prägungen und Entwicklungsmöglichkeiten aus der Sichtweise des BioLogischen Heilwissens

2015 Autorin Maria Pollack, Heilpraktikerin

Alle Rechte vorbehalten. Das Buch einschließlich seiner Teile ist urheberrechtlich geschützt. Vervielfältigung in jeder Form, digitale Speicherung sowie die Widergabe durch Fernsehen, Film- und Tonträger, oder Benutzung für Vorträge und Seminare, auch auszugsweise, ist nur mit schriftlicher Genehmigung des Verlags gestattet.
Für Druckfehler keine Gewähr.

Impressum: Heilwissen Verlag
Rainer Körner, Niggeln 37 1/7, D-83676 Jachenau
ISBN 987-3-9814795-4-6

Die Graphiken zu den Konfliktverläufen
sind aus dem Lehrbuch für BioLogisches Heilwissen entnommen.

Fotos
Umschlagfoto sowie die Fotos von S. 91, 100, 107, 118: Eva Wöckl (www.eva-woeckl.com), Foto Umschlagrückseite und S. 101: privat.

Layout
Frans Stummer,
Illustration Fontarbeiten Storyboard, www.frans-stummer.de

Wichtiger Hinweis
Das Buch ersetzt keine medizinische oder psychotherapeutische Behandlung.
Sämtliche Angaben in diesem Buch sind nach bestem Wissen der Autorin gemacht.
Die Fallbeispiele entstammen aus dem Praxisalltag und wurden durch Änderung der Namen anonymisiert.
Die Autorin und der Verlag können für keinerlei Schäden, die irgendjemanden direkt oder indirekt durch diese Publikation entstehen könnten, verantwortlich oder schadensersatzpflichtig gemacht werden.

Inhalt

ZUR AUTORIN 4
VORWORT 4
EINLEITUNG 5
FAMILIENSITUATION HEUTE UND UNSER ERZIEHUNGSZIEL 6
DIE ENTSTEHUNG VON KRANKHEITEN UND BESCHWERDEN AUS DER SICHT DES BIOLOGISCHEN HEILWISSENS 13

SYMPATHIKOTONIE – VAGOTONIE 14
1. BIOLOGISCHES NATURGESETZ 15
2. BIOLOGISCHES NATURGESETZ 17
3. BIOLOGISCHES NATURGESETZ 22
4. BIOLOGISCHES NATURGESETZ 23
5. BIOLOGISCHES NATURGESETZ 23
SCHIENEN, KONFLIKTWIEDERHOLUNGEN UND SOGENANNTE METASTASEN 25
ALLERGIEN 28

PRÄGUNGEN BEI ZEUGUNG, SCHWANGERSCHAFT, GEBURT 30

EINFÜHLUNG IN SCHWANGERSCHAFT UND GEBURT 33
ÜBUNG FÜR MUTTER UND KIND NACH SCHWIERIGER SCHWANGERSCHAFT UND GEBURT 36

KINDLICHE KRANKHEITSBILDER 41

HAUTVERÄNDERUNGEN UND -ERKRANKUNGEN 43
NEUGEBORENENGELBSUCHT 47
BETTNÄSSEN 48
BRONCHITIS 51
MANDELENTZÜNDUNG 52
ÜBERGEWICHT 53
VERDAUUNGSTRAKT: VERSTOPFUNG UND DURCHFALL 57
MITTELOHRENTZÜNDUNG 60
KOPFSCHMERZEN UND MIGRÄNE 61
BEWEGUNGSAPPARAT: MANGELNDES SELBSTBEWUSSTSEIN UND UNSICHERHEIT 63
KONZENTRATIONSSTÖRUNGEN 68
AD(H)S 70
ZAHNFEHLSTELLUNGEN UND ZAHNSPANGEN 72

gabe gemacht haben, das Wissen zu verbreiten, weiter an neuen Erkenntnissen zu forschen und die Anwendung in einer für jedermann zugänglichen Therapie zu ermöglichen. Unser gemeinsames Anliegen ist es, durch gegenseitige Unterstützung, Inspiration und Erfahrungsaustausch die Möglichkeiten zu erweitern und zu einem gesunden Gesundheitswesen beizutragen, das sich auf reale Natur- und Lebensgesetze gründet.

Einleitung

Mit diesem Buch möchte ich zwei meiner langjährigen Gedankengänge und Beobachtungen zusammenbringen und wie Puzzleteile zusammenführen zum Wohle für unsere Kinder. Denn seit vielen Jahren ist mir schon bewusst, dass wir Eltern eine große Verantwortung in Bezug auf unsere Kinder tragen. Und zwar in dem Sinne, dass wir die Zukunft unseres Menschseins, die Art und Weise, wie wir miteinander und mit Mutter Erde umgehen in ihre Hände weitergeben. Und da ist es von großer Bedeutung, welche Werte und welche Stabilität wir unseren Kindern zuerst vorleben und dann vermitteln, damit sie selbst mit beiden Beinen im Leben stehen und mit ihrem Leben zum Wohle für sich selbst, ihr Umfeld und unsere Welt sorgen können. Andererseits kommen immer mehr Kinder mit beharrlichen Krankheitsbildern in meine Naturheilpraxis, die mir mitunter große Sorgen bereiten, weil es keine Einzelfälle sind, sondern weil schon so viele davon betroffen sind. So stellt sich mir vor dem Hintergrund des BioLogischen Heilwissens immer wieder die gleiche Frage: was steckt dahinter, warum erkrankt das Kind, welchen Sinn hat die Erkrankung und was gilt es, daraus zu lernen?

Aus Vorträgen zu den Erkrankungen samt Ursachen im Kindesalter ist schließlich die Idee zu diesem Buch entstanden. Damit möchte ich Ihnen einerseits aufzeigen, durch welche konfliktiven Umstände, die auch schon im Mutterleib erfahren werden können, in unserer Zeit die Kinder leiden und dann Lösungswege aufzeigen, wie Heilung geschehen kann.

Dazu ist es notwendig, vorerst etwas weiter auszuholen. Eine erste Annäherung an das Thema bekommen wir, wenn wir uns die Begleitumstände anschauen, in denen die Kinder jetzt leben und unter denen die Familien heute leiden.

Im Anschluss bekommen Sie als Leser eine kurze Einführung ins BioLogische Heilwissen, denn dieses Verständnis öffnet uns einen neuen Blickwinkel auf Krankheit und Heilung. In der Regel werden die verschiedenen körperlichen Symptome als Störung, Fehler, Krankheit, Infektion oder gar als Bösartigkeit angesehen, die wir vermeiden und so schnell wie möglich weghaben wollen. Durch die Erkenntnisse im BioLogischen Heilwissen erkennen wir, dass es sich bei diesen „Krankheitszeichen" um Sonderprogramme biologischer Reaktionen handelt, welche die Körperabläufe regulieren und für das Überleben sorgen.
Darauf aufbauend erkläre ich Ihnen die Entstehung einiger Krankheitsbilder, die überwiegend im Säuglings- und Kindheitsalter auftreten.
Ein weiteres Kapitel ist den „klassischen Kinderkrankheiten" gewidmet und wie man diese mit dem Basiswissen des BioLogischen Heilwissens verstehen kann. Im letzten Teil geht es darum, wie Sie als Eltern, Großeltern oder auch Lehrer und Erzieher in der Familie, in der Schule und im gesellschaftlichen Umfeld möglichst optimale Rahmenbedingungen schaffen können, damit wir dem Wertvollsten, das uns anvertraut ist, nämlich unseren Kindern, wieder eine glückliche, zufriedene Kindheit und eine solide Lebensgrundlage schaffen können.

Familiensituation heute und unser Erziehungsziel

Wir leben in einer Zeit und in einer Gesellschaft, die von Terminkalendern, Hetze und Eile geprägt ist. Die meisten Mitmenschen laufen permanent auf Hochtouren und sind über Mobiltelefon, Smartphone und Tablet immer- und überall erreichbar. Anstatt dass wir uns die Natur zum Vorbild nehmen und die natürliche Ruhephase des Winters mit kürzeren Tagen nutzen, um einmal innezuhalten und auszuruhen, damit der Körper wieder regenerieren kann, machen wir die

Nacht zum Tag, indem wir mit künstlichem Licht dem natürlichen Schlaf–Wach-Rhythmus ein Schnäppchen schlagen.

Langeweile ist für die meisten Menschen ein Fremdwort, weil sie von einer Verpflichtung zur nächsten hetzen. Auch die Kinder sind bereits bestens durchorganisiert. Dies beginnt nicht selten schon im Babyalter mit der Tagesmutter, die nach festem Zeitplan erscheint, oder mit Kinderkrippe und Kindergarten. Nach der Schule gibt es Hausaufgabenbetreuung, Fußballtraining und Leichtathletik, Musikunterricht und Förderstunden. Damit in den Ferien ja kein Leerlauf aufkommt, bieten fast alle größeren Gemeinden und Städte einen Marathon an Freizeitbeschäftigungen und Ferienpassangeboten an. Doch ist dies wirklich ein Fortschritt unserer Zivilisation? Denn wenn eine dieser Veranstaltungen ausfällt, tritt an diese Stelle gähnende Leere mit der „Kind" nichts anfangen kann. Denn leider hat es nicht gelernt, sich mit sich selbst zu beschäftigen. Erinnern Sie sich doch einmal an ihre „langweiligen" Stunden in Kindheit oder Jugend. Hier heraus ist so manche Kreativität entstanden, die im Unterbewussten geschlummert hat. In unserer jetzigen Gesellschaft herrscht ein Zwang, alles perfekt machen zu wollen, und wird begleitet von der Angst, nichts zu übersehen und sich gegen alles und jedes abzusichern. So gibt es zwar auf der einen Seite die vernachlässigten und sich selbst überlassenen Kinder, um die sich niemand kümmert und die oft einfach dahinvegetieren und am Rande der Gesellschaft sind. Dem stehen die überbehüteten und wohl geförderten Kinder gegenüber, die keinen Freiraum mehr haben. Die wohltemperierte Mitte findet man selten.

Gerade in den letzten Jahren seit 2012 werden „flächendeckend" neue Krippenplätze geschaffen. Es gibt eine steigende Tendenz von immer mehr Kinderkrippen, Ganztagsbetreuung, Ein-Kind-Familien,... Nicht nur alleinerziehende Mütter und Väter sind auf fremde Kinderbetreuung angewiesen. Gerade in den Großstädten und deren Einzugsgebieten ist der Lebensstandard so teuer geworden, dass viele Familien auf ein Zweiteinkommen angewiesen sind. Zweifelsohne wird durch außerhäusliche Kinderbetreuung wertvolle Arbeit geleistet. Und für viele Familien ist es tatsächlich eine echte Entlastung. Und so wie es für mich damals gepasst hat, als Familienfrau und Mutter daheim bei meinen Kindern zu sein, ist es wohl heute für viele Menschen stimmig, dass die moderne Mama auch außerhäuslich berufstätig ist. Die daraus folgenden Konsequenzen werden selbstverständlich in Kauf genommen.

Oder sind zunehmende Anzeichen für Depressionen, Burn-out, Lustlosigkeit und Antriebslosigkeit, Konzentrationsstörungen, ADS, ADHS, Fettsucht, Magersucht, Bulimie und vieles andere - und dies bereits im Kindesalter - doch Hinweise darauf, dass etwas in unserer Gesellschaft, in unserer Erziehung und auch in unseren Familien nicht stimmt?

Sind diese Krankheitsbilder tatsächlich die Seuchen unserer Gesellschaft? Oder sind es vielleicht moderne Kinderkrankheiten? Können unsere Kinder überhaupt noch richtig Kind sein und ihre Kindheit genießen? Woher kommt diese zunehmende gesundheitliche Problematik? Hängt das mit Umweltgiften, einseitiger oder Fehlernährung, der Berufstätigkeit der Eltern, der Vereinsamung unserer Gesellschaft, zu viel oder vielleicht auch zu wenig impfen zusammen? Ich denke, es ist eine Summe von allem, verschiedene Ursachen spielen dabei eine Rolle. Doch soll mit diesem Buch der Schwerpunkt auf den biologischen Konflikten und deren Auswirkungen liegen, die bereits die Kinder im Mutterbauch während der Schwangerschaft und in der Kleinkindzeit erleiden können.

Manchmal wird mir himmelangst und bange, wenn ich sehe, unter welchen Bedingungen manche Kinder in die Schule und ins Leben starten, mit welchen Werten sie konfrontiert sind, die sie sozusagen mit oder statt der Muttermilch eingetrichtert bekommen. So nenne ich an dieser Stelle stellvertretend ein paar Begegnungen und Erfahrungen aus meinem Umfeld.

- Vor einiger Zeit war ich auf einem Kindergartenfest mit dem Thema Stars und Sternchen: drei- bis sechsjährige waren herausgeputzt als Nummerngirl, und haben als Nena, Marilyn Monroe, Pinke Mäuse, Bayern-Fußballer und anderes ihre Show abgezogen. Viele Mütter habe ich beobachtet, die hingerissen und verzückt ihre Kinder angehimmelt haben. Mir hat es vor Entsetzen die Haare aufgestellt, denn da werden die Kleinen fast serienmäßig auf Erfolg, Konsum, Effekthascherei und Show getrimmt! Und das in einem Alter, wo sich die Seele nach Märchen, nach Geborgenheit und vertrauensvoller Entwicklung sehnt.

- Eine 40-jährige Klientin, berufstätig, verheiratet und in „geordneten familiären Verhältnissen", kommt zu mir, weil in ihrem Leben nichts rundläuft und weil es so nicht weitergehen kann. Ihr einziges Kind, ein 8-jähriger Sohn, ist in therapeutischer Behandlung wegen Konzentrationsstörungen, schwachem Selbstbewusstsein und Unsicherheit. Sie wollte nur **ein** Kind, damit sie den familiären Streitigkeiten, die sie in der eigenen Herkunftsfamilie und in der ihres Mannes kennt, aus dem Weg gehen kann. Und um die Streitereien um das Hoferbe zu vermeiden. Der Kleine bekommt alles und sie tut alles für ihn. Nachmittags ist er in einem Hort, damit alles Unangenehme erledigt ist, wenn er heimkommt. Deshalb hat sie ihn auch schon mit wenigen Monaten in die Kinderkrippe gegeben, ohne dass eine finanzielle Notwendigkeit für eine Arbeit außer Hause bestanden hätte. Das alles organisiert sie zu seinem persönlichen Schutz, damit er gut versorgt ist und Kontakt hat mit anderen Kindern und, so ihre eigenen Worte, damit sie ihn vor sich selbst schützen kann. Denn sie hat Angst, dass sie ihn „verhunzen und noch mehr kaputt machen" würde.

- In einem Bekleidungsgeschäft beobachte ich eine junge Mutter, die ihrem ungefähr einjährigen Kind im Kinderwagen das Mobiltelefon zum spielen gibt, damit sie in Ruhe anprobieren kann.

- Eine andere Klientin berichtet von der Geburtstagsfeier ihres 6-jährigen Sohnes in einer E-Mail: *„Ich hatte heute einen komplett schrecklichen Kindergeburtstag. Das kannst du dir nicht* *vorstellen.... die andern wurden getreten und geschlagen, das Spielzeug mutwillig kaputt gemacht und wie wild umher gebrüllt. Ein einfaches Konzentrationsspiel war unmöglich zu spielen, weil sich fast keiner was merken oder ruhig bleiben kann."*

- In einem Gasthaus sitzt am Nebentisch eine Großfamilie: Mama, Papa, zwei kleine Kinder und die Großeltern. Die Oma bedient mit Hingabe ein Kinderkassettengerät, das jedes Mal das gleiche, blechern scheppernde Kinderlied zum Besten gibt. Warum singt sie nicht selber?

- Eine Patientin, die gerade mit vielen Hindernissen ihr drittes Kind stillt, erntet aus ihrem ganzen Umfeld nur Unverständnis und Ungeduld. Selbst der Ehemann und die eigene Mutter werten ihr Bemühen ab.

Mit diesen Beispielen habe ich relativ einfache und wahrscheinlich alltägliche Lebenseinstellungen und Verhaltensmuster beschrieben, die häufig auftreten und deshalb vielleicht als „normal" empfunden werden, aber für eine gesunde Entwicklung eben alles andere als normal sind. Auch wenn es oft anders behandelt und dargestellt wird: Kinder sind Kinder und keine kleinen Erwachsenen. Sie haben ihre eigenen Bedürfnisse, ihre eigene Wahrnehmung, die eigene Geschwindigkeit, mit der sie das Umfeld wahrnehmen und sich entwickeln. Deshalb sind beispielsweise kleine Kinder mit Fernsehen einfach überfordert und stumpfen ab. Die Bilderfolge ist viel zu schnell, es geschieht ein Informationsstrom, dem sie noch viel ungefilterter ausgesetzt sind als die Erwachsenen. Kleine Kinder können Bild und Ton aus unterschiedlichen Quellen noch nicht ganzheitlich wahrnehmen, denn sie müssen das erst in der realen Welt (wo die gehörte Sprache aus dem gesehenen sich bewegenden Mund kommt) lernen. Auch wenn es in dieser Abhandlung um einen anderen Ansatzpunkt geht, gehört auch das Thema der Medien- und Computernutzung im Kindesalter angesprochen, weil es eben so weitverbreitet ist und ganz fatale Nebenwirkungen hat. Es scheint schon zum normalen Lebensstandard zu gehören, dass jedes Grundschulkind ab der 4. Klasse sein eigenes Mobiltelefon hat und kleine Kinder zur Beruhigung mit dem Handy der Eltern spielen dürfen. Obwohl uns oft weisgemacht wird, dass die Eltern ihre Kinder nicht früh genug mit Computer, Play-Station, Handys und vielem anderen E-Spielzeug konfrontieren können, und dies dem Lernen und der „gesunden" Entwicklung dient, ist dies eine ganz fatale Irreführung. Manfred Spitzer hat dazu ein empfehlenswertes Buch geschrieben. Genau wie ich auch nutzt und schätzt er diese Medien als Erwachsener, doch zeigt er sehr deutlich an vielen Beispielen, Statistiken und Untersuchungen auf, wie schädlich sich der frühe und häufige Umgang mit diesen „Lernverhinderungsmaschinen" auf das Gehirn und frühe Verhalten der Kinder auswirkt. [1]

Kinder haben andere Bedürfnisse als Erwachsene, doch oft werden sie mit diesen Medien stillgestellt und beschäftigt, damit Ruhe ist. Eigentlich bräuchten sie etwas ganz anderes! Werden diese kindlichen Bedürfnisse nicht erfüllt oder ist das Kind einer Situation ohnmächtig ausgeliefert oder damit überfordert, drückt es sich in Verhaltensauffälligkeiten und Krankheitsbildern aus, die mittlerweile große Teile der Bevölkerung betreffen. Und wenn ein Schulkind über Jahre bettnässt oder mit den Hausaufgaben ständig überfordert ist, ist das ganze Lebensgefühl beeinträchtigt, weil die ganze Familie mitleidet. So bin ich in meiner Praxis und in meinem Umfeld verstärkt konfrontiert mit:

- Hautausschlägen, Neurodermitis
- Konzentrationsstörungen, Vergesslichkeit
- Chronischer Schnupfen, Bronchitis
- Allergien
- Wiederkehrendes Scharlach
- Wiederkehrende Infektionen
- Mangelndes Selbstbewusstsein
- Schulangst
- Anders sein
- Zahnfehlstellungen
- Bettnässen
- Dickleibigkeit und Übergewicht

---

[1] Manfred Spitzer: Digitale Demenz

Körperliche Symptome zeigen sich dann, wenn die Seele leidet, wenn sie unterdrückt wird und ihre Entfaltung nicht leben kann. Und wenn die Seele leidet, zeigt sich das auch im Gesichtsausdruck und unserer Körperhaltung. Ich lade Sie ein zu einer Wahrnehmungsübung: begeben Sie sich an einen stark frequentierten Ort in einem Schwimmbad, in einer Fußgängerzone oder an einem Bahnhof und beobachten Sie unsere Mitmenschen. Achten Sie auf den Gang, die Körperhaltung, Mimik und Mienenspiel, versuchen Sie Blickkontakt herzustellen oder ein Lächeln zu erhaschen. Registrieren Sie, wie viele mit ihrem Mobiltelefon beschäftigt oder mit Kopfhörern „zugestöpselt" sind. Sehen so glückliche Menschen aus? Wo drückt also der Schuh?

Ich bin überzeugt, dass eine Ursache unserer gesellschaftlichen und gesundheitlichen Probleme in der Gestaltung der frühen Kindheit liegt. Doch darauf kommen wir später noch ausführlich zu sprechen. Ich weiß, dass es heutzutage sehr viele alleinerziehende Elternteile gibt, und dass die sogenannten Patchworkfamilien neue Herausforderungen bringen, von denen wir vor wenigen Jahrzehnten noch gar nichts wussten.

Ich werde ihnen meine Gedanken einfach präsentieren, ohne den Anspruch auf generelle absolute Wahrheit oder Vollständigkeit. Ich möchte Sie zum Nachdenken und Mitdenken anregen. Ich möchte Sie auffordern, Ihr Leben, Ihre Werte, Ihre Glaubenshaltung neu zu überprüfen. Außerdem möchte ich Sie auffordern, kritisch nachzufragen, nicht alles zu glauben, was Sie hören oder lesen, und den tatsächlichen Vorteil für Ihr Kind zu überprüfen. Denn im Grunde haben wir alle, ob als Eltern, Großeltern, Lehrer, Erzieher oder Therapeut das gleiche Erziehungsziel:

Wir wollen selbstbewusste, aufrechte Kinder, die glücklich, gesund und zufrieden sind, die einen Freundeskreis haben, ihren Platz im Leben finden und einen Beruf wählen, der sie ausfüllt und von dem sie leben können. Wir wollen unsere Kinder befähigen und dabei begleiten, dass sie imstande sind, ihr Leben zu meistern und selbst wieder gesunden, lebensfrohen Nachwuchs zu zeugen.

Die Entstehung von Krankheiten und Beschwerden aus der Sicht des BioLogischen Heilwissens[2]

Vielleicht gehören Sie auch zu den Menschen, die ihren eigenen Standpunkt finden wollen und viele offizielle Äußerungen und Lehrmeinungen kritisch hinterfragen und durchleuchten?

Vielleicht fragen auch Sie sich, warum immer mehr und immer früher geimpft werden muss und wie Sie ihr Kind stattdessen schützen können?

Vielleicht fragen auch Sie sich, warum die Kinder der heutigen Generation an so vielen Krankheiten leiden, die sich quasi wie eine Seuche verbreiten?

Eine wirklich gute Erklärung und Begründung liefern uns die Fünf BioLogischen Naturgesetze, auf die das BioLogische Heilwissen aufbaut. Denn fast jede Krankheit wird zunächst durch einen biologischen „Konflikt" ausgelöst. Darunter verstehen wir nicht nur, dass wir in einer schwierigen Auseinandersetzung mit jemanden sind, sondern hier bedeutet es ein äußerst dramatisches Erlebnis oder Ereignis, mit dem der Mensch im Moment nicht umgehen kann und das eine Folge von Veränderungen nach sich zieht. Das ist sehr wichtig für das Verständnis über die Entstehung von Krankheiten jeglicher Art, sei es Rückenbeschwerden, Migräne, Morbus Crohn, Allergien, natürlich auch Krebs oder diese Symptome, die ich eben im Zusammenhang mit unseren Kindern angesprochen habe.

Natürlich gibt es immer auch <u>andere Ursachen für Erkrankungen</u>, das soll hier nicht ausgeklammert werden. Dazu gehören:

- Geopathische Belastungen wie Wasseradern, Erdverwerfungen
- Elektrosmog

---

[2] Dieses Kapitel ist weitgehend der Informationsschrift „BioLogisches Heilwissen" entnommen.

- Einseitige körperliche Belastungen
- Mangelndes Licht oder zu geringer Sauerstoff
- Medikamente wie Antidepressiva, Beta-Blocker, Cortison, Hormonpräparate
- Impfungen
- Einseitige Ernährung, Mangelernährung
- Schwermetall-/ Vergiftungen, Alkohol, Drogen, Rauchen
- Langanhaltende Überforderungen, Stress
- Unfälle, Brüche, Gewalteinwirkungen

Sympathikotonie – Vagotonie

Diese beiden Begriffe werden im Zusammenhang mit dem BioLogischen Heilwissen immer wieder verwendet, deshalb sollen sie gleich an dieser Stelle erklärt werden.

Die **Sympathikotonie** bezeichnet einen Zustand erhöhter Erregbarkeit und wird vom vegetativen Nervensystem automatisch gesteuert.
Der Mensch befindet sich in einem Ausnahmezustand, weil er verfolgt wird oder - im übertragenen Sinne - sich verfolgt fühlt. Dies äußert sich auch körperlich und kann von folgenden Symptomen begleitet werden: erhöhter Puls und Blutdruck, Schlafstörungen und Unruhe, Appetitlosigkeit, Neigung zu Durchfällen, Gewichtsveränderungen, kalte Hände und Füße, Gedankenkreisen und Zwangsdenken.

Die Vagotonie wird gesteuert vom Nervus Vagus. Das ist der Gegenspieler vom Nervus Sympathikus, und bezeichnet den Zustand, der als Regeneration auf die Sympathikotonie folgt: Körperlich zeigt sich dies in warmen Händen und Füßen, Müdigkeit, Entspannung, niedrigem Blutdruck, Fieber und Nachtschweiß. Auch Entzündungserscheinungen wie Röte, Hitze, Schmerz, Entzündung und Schwellung können hier auftreten.

Die sympathikotone Reaktionsweise kennen viele Menschen aus Prüfungssituationen. Je näher der Termin heranrückt, umso mehr beschäftigt man sich damit und viele Gedanken kreisen nur noch um die bevorstehende Situation. Der Betroffene ist sehr nervös und angespannt, kann nicht mehr richtig essen und schlafen, er befindet sich in Dauerstress. Dies ist eine typische Situation, in der das Nervensystem in Sympathikotonie ist und mehr Energie verbraucht wird, als wieder zur Verfügung gestellt werden kann. Nach der Prüfung reagiert der Mensch an den darauf folgenden Tagen nicht selten mit vagotonen Reaktionen, er fühlt sich sehr erschöpft, ausgelaugt und müde, kann zudem Fieber und Kopfschmerzen haben. Dies ist sinnvoll, um sich in dieser erzwungenen Ruhe wieder zu erholen und aufzutanken.

Damit es zu „krankhaften" Veränderungen im Organismus kommen kann, also ein Sonderprogramm ausgelöst wird, braucht es zusätzliche Faktoren. Ein Konfliktschock (was darunter zu verstehen ist, erfahren Sie im nächsten Absatz) ist ein sehr starker Reiz, der eine Zellneubildung oder Zellvermehrung an Organen hervorruft. Das bedeutet, dass sich in der Folge Körperzellen spezifisch verändern, um das Ereignis besser bewältigen zu können. Praktisch verringern oder vermehren sich dabei die Zellen, was wir dann beispielsweise als Tumor und bisher als Krankheit bezeichnet haben.

1. BioLogisches Naturgesetz
Der biologische Konflikt als Auslöser verschiedenster Symptome

Wenn der Mensch eine besonders belastende Lebenssituation dramatisch und unerwartet erlebt, sprechen wir von einem krankheitsauslösenden Konfliktschock. Hierbei handelt es sich um ein traumatisches Ereignis oder Erlebnis, das den Menschen tragisch und plötzlich trifft, und dem er absolut machtlos ausgeliefert ist. Das kann, bezogen auf ein Kind, beispielsweise ein Stressereignis in der Schule, die Trennung der Eltern, der Tod von Oma oder Opa oder auch eines geliebten Haustiers, ein Unfall oder ein Umzug sein.
Wenn dieses Konfliktgeschehen zu stark, zu schnell und zu viel war, um damit umgehen zu können und um es zu verarbeiten, reagiert der Organismus zum bestmöglichen Erhalt der Körperfunktionen mit sogenannten Not- oder Sonderprogrammen. Mit anderen Worten: Dieser sogenannte Konfliktschock, der als auslösender Reiz wirkt, verur-

sacht eine Reihe von verschiedenen Reaktionen und Veränderungen, die sich auf verschiedenen Ebenen im menschlichen Organismus zeigen.

Das **vegetative Nervensystem** reagiert auf jede Art von Konflikt zuerst mit Sympathikotonie, dann mit Vagotonie, was sich in den auf S. 14 beschriebenen Symptomen äußert.

In der **Psyche** werden spezifische Verhaltensweisen ausgelöst, die sich in Zwangsdenken an das Konfliktthema und Unruhe äußern können und entsprechende Emotionen wie Aggression, Wut, Trauer, Ekel, Angst, Verzweiflung und vieles mehr nach sich ziehen können. Im Extremfall und wenn es lange andauert kann dies zu starken Verhaltens- bis hin zur Persönlichkeitsveränderung führen.

Im **Gehirn** werden im zugehörigen Gehirnabschnitt Stoffwechselveränderungen der Nervenzellen und des Bindegewebes beobachtet, die im Computertomogram (ohne Kontrastmittel) als ringförmige Veränderungen sichtbar sind und von einem erfahrenen Fachmann zugeordnet werden können. So können die Aussagen des BioLogischen Heilwissens mit bildgebenden Verfahren bestätigt werden.

Am **Organ** verändern sich Funktionen wie z. B. die Produktion von Sekreten oder Hormonen. Eine daraus entstehende Funktionsveränderung kann z.B. Bettnässen sein. Bei länger anhaltenden Konflikten oder sehr intensiven Schocks werden auch vermehrt Zellen gebildet, mit dem Sinn, dass die Organfunktionen intensiver ausgeübt werden können. Solche Zellvermehrungen sind Tumore und werden als Krankheit bezeichnet. Wir wissen nun, dass sie Zeichen biologischer Reaktionen sind. Eigenartigerweise wird diese Veränderung am Anfang häufig gar nicht wahrgenommen, weil der Mensch so mit der konfliktiven Ursache beschäftigt ist.

2. BioLogisches Naturgesetz
Die Mehrphasigkeit des Konfliktgeschehens

Alle Vorgänge im Organismus, die von einem biologischen Konflikt ausgelöst sind, laufen in mehreren Phasen ab. Diese Phasen sind vereinfacht in der Reiz-Reaktion-Regeneration Regel beschrieben. Im Detail sind es neun Phasen, die in Abbildung 2 dargestellt werden. Die einzelnen Phasen sind von Punkt 1 bis 9 durchnummeriert und werden an dieser Stelle nur in aller Kürze beschrieben.

1. **Gesundheit** und normale Organfunktionen und -zustände.

2. **Reiz oder Biologisches Konflikterlebnis**, das als dramatisch und unerwartet erlebt wird, und in dem man sich machtlos und isolativ fühlt.

3. **Die konfliktaktive Phase (Reaktion)** setzt augenblicklich mit dem Konflikterlebnis ein, das gleichsam als Blitzeinschlag erlebt wird. Das vegetative Nervensystem reagiert mit sympathikotonen Reaktionen. Am entsprechenden Organ und im zugehörigen Gehirnabschnitt beginnen gleichzeitig die Zell- oder Funktionsveränderungen, wie im anschließenden Beispiel vom Schnupfen erklärt. Häufig werden diese Veränderungen zu dem Zeitpunkt noch gar nicht wahrgenommen, weil der Mensch von der Konfliktursache in Atem gehalten wird.

4. **Lösung des Konfliktgeschehens:** Eine Lösung kann unbewusst geschehen, wenn sich die entsprechende Situation entschärft oder löst. Häufig ist das aber gar nicht möglich, weil sich die äußeren Umstände nicht ändern lassen. In so einem Fall kann unter therapeutischer Begleitung eine bewusste Lösung angestrebt werden, indem man an einer anderen Sichtweise auf das Problem arbeitet. (Der erfahrene Therapeut bietet Ihnen eine Fülle an Unterstützungs- und Lösungsmöglichkeiten). Oft liefert das Wissen um die Zusammenhänge schon eine Teillösung

der Situation, weil der Mensch verstehen kann, warum der Körper so reagieren muss.

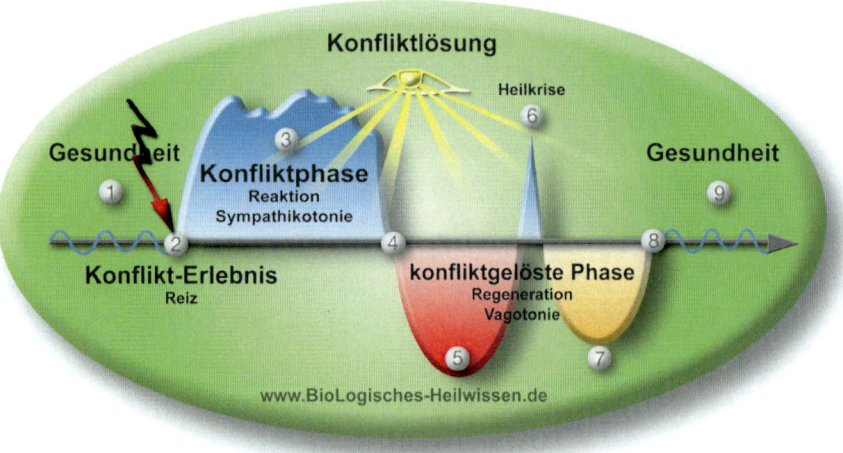

Abbildung 1: Mehrphasigkeit eines Konfliktgeschehens

5. **Konfliktgelöste Phase A (Regeneration)**: Mit der Lösung gelangt das Nervensystem in die Vagotonie. Am Organ und im Gehirn beginnt die Regenerationsphase, die sich zunächst in Wassereinlagerungen äußert. Dies führt zu vermehrten Ödemen, die auch im Bindegewebe des entsprechenden Gehirnabschnitts auftreten können. Diese Schwellungen können Kopfschmerzen und weitere Beschwerden bis hin zu Funktionseinschränkungen verursachen. Nach unserer Erkenntnis ist dies eine vorübergehende sinnvolle biologische Reaktion, die natürlich einer Unterstützung bedarf und therapeutisch begleitet werden kann und soll. In der gesamten Heilungsphase finden wir auch Entzündungszeichen wie Fieber, Schwellung, Rötung, Schmerz und die anderen Symptome der Vagotonie.

6. **Heilkrise**: In der Heilkrise erleben die Patienten oft ihr gesamtes Konfliktgeschehen in Kurzform noch einmal. Die Heilkrise ist der Umkehrpunkt. Danach ist meist das schlimmste über-

standen, der Patient ist „über den Berg". Typische Symptome in dieser kurzen Phase, die von wenigen Minuten bis zu ein paar Stunden dauern kann, sind Kopfschmerzen, Benommenheit, Schüttelfrost oder Kältegefühl.

7. **Konfliktgelöste Phase B**: Die in Phase 5 beschriebenen Ödeme werden wieder ausgeschwemmt, was zu einer erhöhten Urinausscheidung führt. Wir bezeichnen dies daher auch als Pinkelphase. Die Organ- und Gehirnsymptome werden dadurch verringert, mögliche vorherige Schwellungen im Gehirn gehen zurück und vorher entstandene Tumore beginnen sich in dieser Phase wieder zu verkleinern.

8. **Dieser Punkt** markiert den Übergang zur neuen Gesundheit, der ohne Symptome auftritt.

9. **Neue Gesundheit**: Der Gesundheitszustand ist wieder hergestellt, jedoch wird es anders sein als vorher. Der Mensch geht normalerweise gereift und gestärkt aus der Krise hervor. Es kann aber auch vorkommen, dass eine Labilität oder Ängstlichkeit zurückbleibt, weil vom Betroffenen befürchtet wird, dass sich ein entsprechender Konflikt wiederholen kann.

Mit dem folgenden Patientenbeispiel erkläre ich Ihnen anschaulich die 9 Phasen eines Schnupfens. Kleine Kinder, die noch nicht zur Schule gehen, haben oft eine laufende Nase. Die Mütter erklären dies dann immer so schön, dass sich das Kind im Kindergarten oder in der Krippe „angesteckt" hat und eben „alles aufschnappt". Doch mit den Erkenntnissen des BioLogischen Heilwissens bekommt der Schnupfen eine erweiterte Bedeutung. Die Nase ist das Organ, mit dem wir wittern oder etwas aufspüren, das in der Luft bzw. der Atmosphäre liegt. Wir können das verstehen, wenn wir ans Tierreich und an einen Hund denken. Das sind ganz alte, archaische Programme, nach denen der Mensch heute immer noch reagiert, auch wenn unser Geruchssinn bei weitem nicht mehr so ausgeprägt ist.

Die Nasenschleimhaut ist dazu da, um Fremdkörper in der Nase wahrzunehmen. Unbewusst nehmen kleine Kinder die Anwesenheit der Mama oder einer anderen Bezugsperson auch mit der Nase und der Witterung wahr:

> **Fallbeispiel Schnupfen**
> In meine Praxis kam eine junge Mutter mit ihrem 4-jährigen Kindergartenkind. Das Mädchen hatte eine ständig verstopfte Nase, nur in den Ferien war es besser. Aufgetreten sind die Beschwerden kurz nach Eintritt in den Kindergarten vor über einem Jahr. Wir kamen sehr schnell auf den Konflikt, weil ich die biologischen Zusammenhänge kenne. Die Mama studiert noch und ist während der Woche in München. Obwohl die Kleine gar nicht in den Kindergarten gehen mag, wird sie von der Oma morgens dorthin gebracht. So gibt es täglich Tränen und ein Verabschiedungsdrama, was für das Kind immer tragisch und somit als Konflikt empfunden wird.
> Den weiteren Verlauf entnehmen Sie der folgenden ausführlichen Beschreibung.

Geschieht nun die Trennung von der Mama (oder in unserem Beispiel von der Oma) für das Kind zu früh oder zu häufig, kann das Kind dies als dramatisch empfinden. (Punkt 2 in der Abb.2). Für meine kleine Patientin war dies täglich eine Katastrophe. Sicher laufen da noch mehr „Programme" parallel ab, doch hier geht es um die verstopfte Nase. Organisch betrifft dieser Konflikt die Nasenschleimhaut, die eben auf einen sogenannten Witterungskonflikt reagiert, wenn die Mama nicht hier, also nicht wahrnehmbar und nicht zu wittern ist.

Die Mama (oder die Bezugsperson) geht weg, das Kind kann nicht hinterher laufen und versucht dann, über den Geruchssinn wahrzunehmen, ob sie noch in der Nähe ist.

In der folgenden konfliktaktiven Phase (3) findet ein Zellabbau der Nasenschleimhaut statt. Dies wird meist gar nicht wahrgenommen, nur unter Umständen ist die Schleimhaut trocken und wird gleichzeitig etwas taub und unempfindlich. Diese Phase dauert so lange, bis die Situation geklärt, also der Konflikt gelöst ist: die Mama, die Oma oder eine andere Bezugsperson ist wieder da! (Punkt 4)

Dann beginnt die konfliktgelöste Phase (5): Grundsätzlich wird hier, im zweiten Teil des Krankheitsverlaufs, immer die Heilung eingeleitet.

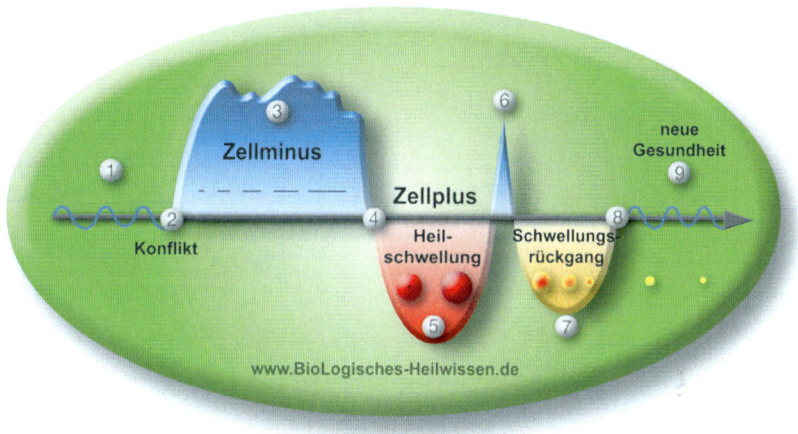

Abbildung 2: Mehrphasiger Verlauf des Schnupfens

Das ist meist der Zeitpunkt, wo wir uns krank und unwohl fühlen, weil die Heilungs- oder Reparaturphase fast immer von Schmerzen, Entzündungen, Rötungen, Schwellungen und häufig auch Fieber begleitet ist.

Bezogen auf den Schnupfen und die Nasenschleimhaut findet nun Zellaufbau mit Schwellung und Verengung der Nasenhöhle zur Reparatur statt, wo vorher sozusagen ein Loch war (Phase 6). Die Nase ist verstopft und die Nasenatmung dadurch erschwert. Man kann dies auch als Reparaturmechanismus der Nasenschleimhaut bezeichnen. Und hier gibt es sehr wohl körperliche Reaktionen wie Schleimhautschwellung, verstopfte Nase, Verengung und dadurch erschwerte Atmung. Die Heilkrise (6) kann sich durch Niesen bemerkbar machen, worauf in der Phase 7 ein Schwellungsrückgang mit vermehrter Schleimbildung und Schnupfen erfolgt, unter Umständen begleitet von Nasenbluten, Juckreiz und verstärkten Atemgeräuschen.

Durch Konfliktwiederholungen entstehen Schienen, Allergien, chronische Erkrankungen (Siehe S. 25). Die kleine Patientin hatte jeden Morgen wieder den gleichen Konflikt, nur in den Ferien konnte sie richtig in die Heilung kommen. Deshalb hatte das Mädchen auch solange eine verstopfte Nase. Um hier in die Ausheilung zu kommen, braucht es eine ganzheitliche Lösung.

In diesem Fall erfolgte die Lösung durch das Wahrnehmen und Erkennen der Situation auch für Mama und Oma, unterstützend bekam das Kind zusätzlich Bachblüten. Diese allumfassende Therapie wirkte grundlegend und das kleine Mädchen kam richtig „in Lösung" mit einem akuten Schnupfen und weiteren Erkältungsanzeichen, die daheim auskuriert wurden. Dadurch hatte die Seele Zeit und Gelegenheit zu heilen und die Umstände anzunehmen, wie sie sind. Seitdem ist der Kindergartenbesuch für das Mädchen viel einfacher, die Symptome sind ausgeheilt (Phase 9).

3. BioLogisches Naturgesetz
Die entwicklungsgeschichtliche Ordnung der Gewebe

Unsere Körperfunktionen und Organe werden jeweils von verschiedenen Gehirnteilen aus gesteuert. Als sich vor Urzeiten die Lebewesen vom Einzeller über die Fische bis zu den Landbewohnern entwickelten, standen in jeder Entwicklungsform jeweils bestimmte Anforderungen und Bedürfnisse im Vordergrund. Das war zuerst die Nahrungsaufnahme, Verdauung und Ausscheidung. Dazu kam die Fortpflanzung. Später forderte die Entwicklung der Lebewesen an Land eine schützende Haut, dann einen leistungsfähigen Bewegungsapparat und später die Möglichkeit, Reviere abzugrenzen und zu verteidigen. Entsprechend dieser Entwicklungsschritte verlief das Wachstum des Gehirns. Die vom jeweiligen Hirnteil aus gesteuerten Gewebegruppen haben jeweils ihre spezifische Reaktionsweise, die sich als Zellvermehrung, Zellabbau oder Funktionsveränderungen äußert.

4. BioLogisches Naturgesetz
Die sinnvolle Funktion der Mikroben

Haben Sie sich schon einmal gefragt, warum bei einer sogenannten Erkältungswelle oder bei einem „umgehenden" Magen-Darm-Virus nicht alle Menschen krank werden? Ist es wirklich so, dass wir uns mit krankmachenden Bakterien oder Viren anstecken, und die Menschen, die nicht krank werden, eben ein starkes Immunsystem haben?

Bakterien, Viren, Pilze und andere Mikroorganismen werden als Mikroben bezeichnet und sind ein Teil unserer Natur und überall am Abbau und der Umwandlung von Nahrung und anderen organischen Substanzen beteiligt. Deshalb leisten sie nicht nur im Komposthaufen, sondern auch im menschlichen Darm höchst wertvolle Arbeit. Ohne sie können wir nicht überleben. Warum also sollten sie plötzlich Unsinn treiben und einfach so angeflogen kommen, um uns krank zu machen oder unser Leben zu bedrohen? Mikroben sind bereits in unvorstellbar großer Anzahl in unserem Körper vorhanden oder werden bei Bedarf produziert und als sinnvolle biologische Helfer aktiviert. In den Regenerationsphasen eines Notprogramms sind sie am Abbau oder am Wiederaufbau von Zellen und Geweben beteiligt.

Demnach sind sie (in den meisten Fällen) nicht die Eindringlinge, die bei einer Infektion übertragen werden, sondern haben im Organismus des Menschen ihre wichtige biologische Aufgabe. Das Immunsystem hat für die Koordination des Einsatzes der Mikroben zu sorgen, nicht für deren globale Vernichtung.

5. BioLogisches Naturgesetz
Der biologische Sinn aller Vorgänge im Organismus

Sind Sie auch überrascht, wie hervorragend unsere Natur organisiert ist? Ist es nicht erstaunlich, wie unser (Über-)Leben durch Naturgesetze gesteuert wird und funktioniert? Mit Hilfe von Bakterien, Viren und Mikroorganismen schafft es Mutter Natur, dass wir uns immer wieder an verändernde Lebensbedingungen anpassen um zu überleben. Jede körperliche Reaktion hat den Sinn, das Überleben zu sichern.

Doch nicht immer verstehen wir den biologischen Sinn von Körperreaktionen sofort. Welchen Sinn macht es zum Beispiel, dass ein Knie dick wird oder, wie im folgenden Beispiel, die Hüfte schmerzt?

> **Fallbeispiel Hüftschmerzen**
> Eine junge Lehrerin und Mutter einer 7-jährigen Tochter war nach mehreren Fehlgeburten mit Zwillingen schwanger. Nach der Geburt der beiden stand sie plötzlich vor der Aufgabe, für drei Kinder gleichzeitig zu sorgen. Die Zwillinge haben viel geschrien und konnten nur durch Stillen beruhigt werden. Die Frau beschrieb, dass sie in dieser Zeit einen wahren Stillmarathon erlebt hätte. Oft legte sie beide Kinder gleichzeitig an, eines an jede Brust. Nachdem sich die Situation entspannte, weil die Kinder auch Beikost bekamen, bemerkte sie Schmerzen in der linken Hüfte. Auf die Frage des Therapeuten, ob ihr in dieser Situation vielleicht die Frage durch den Kopf ging: „Wie lange kann ich das noch durchstehen?", reagierte sie sofort. Eine Mutter erlebt körperliche Leistungsfähigkeit durch die Kraft, Ausdauer und Beweglichkeit, mit der sie ihre Kinder mit Zuwendung und Nahrung versorgen kann. Eine Überforderung, die so erlebt wird, dass die Frage auftaucht: „Wie lange kann ich das noch durchstehen?" äußert sich im Hüftgelenk. In der Heilungsphase, in der Zeit, in der das Gelenk regeneriert, treten Entzündungen und Verspannungen auf. Schmerzhafte Bewegungseinschränkungen zwingen zur Ruhe, solange bis die Leistungsfähigkeit wieder hergestellt ist und eine vollständige Regeneration ermöglicht ist.

Schmerzen und Entzündungen von Gelenken und deren Sehnen, Bändern und Weichteilen sowie Verspannungen der zugehörigen Muskeln deuten zunächst auf Heilungsprozesse und Regeneration hin. Die entsprechende konfliktive Ursache finden wir in einer Überforderung, Überbeanspruchung oder dem Gefühl, einer Sache nicht zu genügen. Schmerz hat in dieser Phase durchaus Sinn, denn er zwingt zur Ruhe um dem entsprechenden Gelenk die Zeit zur Heilung zu lassen. Ebenso kann man eine Schwellung verstehen, denn sie polstert und dämpft das betroffene Gelenk und verschafft damit auch einen Schutz.

Nachweislich ist ein schmerzender Knochen, ein Gelenk - oder wie in unserem Fall die Hüfte - nach der Ausheilung kräftiger, stärker und leistungsfähiger – und darin liegt auch der biologische Sinn. Der Organismus will ähnlichen Situationen vorbeugen: mit einem stärkeren Knochen oder Gelenk ist er für künftige Herausforderungen besser gerüstet.

Grundsätzlich ist jede Reaktion des Organismus in jeder Phase des Geschehens ein Versuch der Selbstheilung und Selbstregulation und daher biologisch sinnvoll, auch wenn es für die betreffende Person im Moment als belastend und unverständlich erlebt wird.

Schienen, Konfliktwiederholungen und sogenannte Metastasen

Bitte schauen Sie sich nochmals Abbildung 2 an, hier ist der Verlauf eines Schnupfens graphisch erklärt. Und Sie sehen ganz exakt die Punkte des Konflikterlebnisses, den Moment der Lösung und auch den Augenblick, wo das Sonderprogramm überflüssig wird und wieder Normalität einkehrt. Doch dieser klassische Bilderbuchverlauf ist in der Praxis selten anzutreffen. So gibt es Fälle, wo der Konflikt nie wirklich gelöst wurde, sondern wo sich der Betroffene damit quasi arrangiert hat (Abb. 3) und so gut es geht damit lebt.

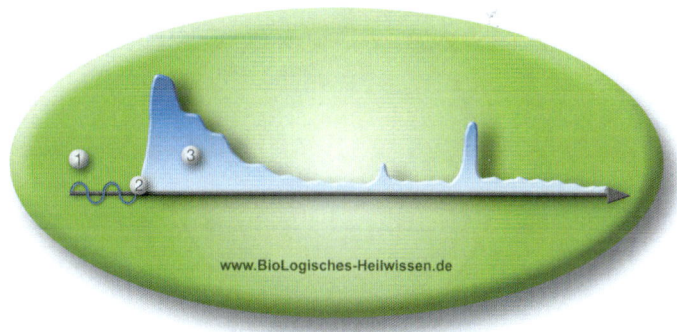

Abbildung 3: abgeschwächter Konflikt

Dann passiert es, dass der Konflikt nach wie vor hoch aktiv ist und eine gleichbleibende Intensität hat (Abb. 4), das bedeutet, dass der Konflikt nie in Lösungsphase ging und der Betroffene sich in einer Dauersympathikotonie befindet.

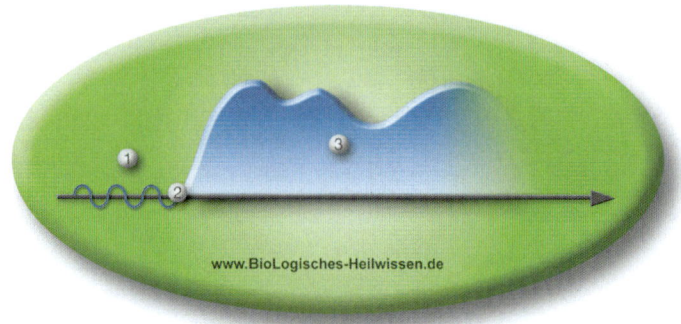

Abbildung 4: dauerhaft aktiver Konflikt

In Abbildung 5 sehen Sie den Verlauf einer Erkrankung, wie er beispielsweise bei Migräne sein kann: Die Heilungsphase ist vollkommen abgeschlossen, doch dann gibt es eine Konfliktwiederholung und das gleiche Sonderprogramm läuft wieder ab.

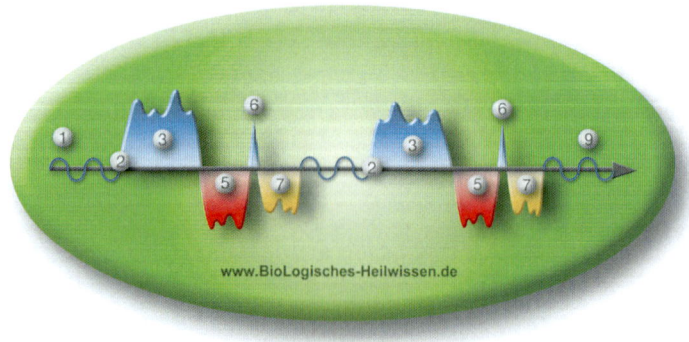

Abbildung 5: Konfliktwiederholungen oder Schienen

Das bedeutet, dass der Betroffene noch nicht dauerhaft die Situation gelöst hat und noch keine neuen Wege gefunden hat, um mit der entsprechenden Situation umzugehen.

Natürlich haben wir alle immer gleichzeitig mehrere Konflikte aktiv am Laufen, graphisch dargestellt sind dies zwei oder mehr Kurven, die übereinander liegen (Abb. 6). Dabei kann ein Konflikt dauerhaft aktiv sein (obere Kurve) und der andere nur kurzzeitig aufflammen.

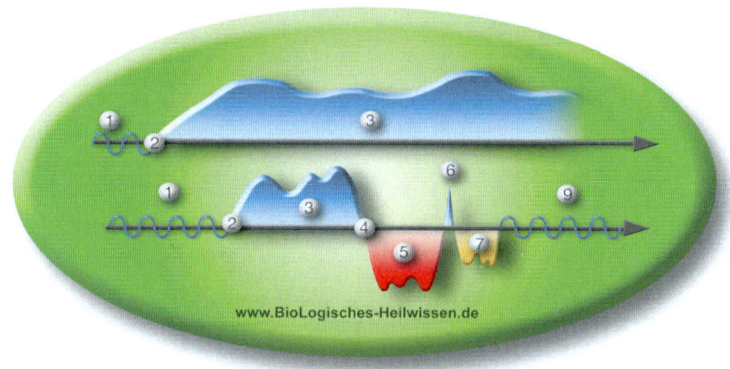

Abbildung 6: mehrere Konfliktverläufe gleichzeitig

Tatsächlich laufen viele Körperreaktionen unscheinbar ab, ohne dass uns dies bewusst ist und höchstens durch eine vorübergehende stärkere Müdigkeit oder Antriebslosigkeit auffallen. Die Heilung geschieht von alleine und das ist auch gut so!

Eine weitere Tatsache ist, dass im Zusammenhang mit einer Tumorerkrankung meist an ganz bestimmten Organen sogenannte „Metastasen" auftreten. Nach unserer Erfahrung aus vielen Patientenfällen entstehen oft Zweittumoren aufgrund von zusätzlichen biologischen Konflikten, die mit einer bereits bestehenden Erkrankung oder einer Krebsdiagnose einhergehen. Denn wenn jemand, egal ob ein Kind oder ein Erwachsener, die Diagnose „bösartig" und „Krebs" bekommt, erleidet er in der Regel den nächsten Konfliktschock, der dann, je nachdem wie er empfunden wird, in dem entsprechenden Organ Zell- oder Funktionsveränderungen bewirkt. In der Folge läuft

ein biologisches Notprogramm an einem anderen Organ ab. Denn jedes Organ hat seinen eigenen Konfliktinhalt und reagiert auf bestimmte Konfliktschocks.
Deshalb entstehen viele Zweittumore aufgrund von zusätzlichen biologischen Konflikten, die mit einer bereits bestehenden Erkrankung oder einer Krebsdiagnose einhergehen.
Bei vielen Krebspatienten treten z.B. „Lungenmetastasen" auf, das erklärt sich folgendermaßen: Die Lungenbläschen reagieren auf einen Todesangstkonflikt mit Zellvermehrung, was eine Tumorbildung bedeutet. Und Sie können nun sicher selbst kombinieren, dass ein Patient, der mit der Aussage: *„Sie haben einen bösartigen Krebs..."* häufig mit Todesangst-Gefühlen reagiert und dadurch Tumore in den Lungen entstehen.

Allergien

Bei Abbildung 5 habe ich Ihnen den Fall beschrieben, dass eine gleiche oder ähnliche Situation tatsächlich nochmals eintritt, die einen erneuten Konfliktschock ermöglicht, wodurch das ganze Sonderprogramm wieder startet und sich die Erkrankung wiederholt.
Doch außerdem gibt es Situationen, in denen sich „nur" die Begleitumstände wiederholen, ohne dass eine erneute Konfliktwiederholung auftritt. Denn obwohl es uns meist nicht bewusst ist, nehmen wir alles auf, was eine jeweilige Situation begleitet. Das kann natürlich von Person zu Person unterschiedlich sein: der eine nimmt mehr akustische Signale wahr, also einen Alarmton, Glockenläuten, das Quietschen von Bremsen oder eine bestimmte Musik. Ein anderer speichert Farben, Formen, Gegenstände. Wir nehmen über den Geruchssinn und Geschmackssinn wahr, wir können auf Wetterverhältnisse, Jahreszeiten, Pollenflug, also alles Mögliche reagieren. Das bedeutet konkret, dass irgendwann durch ein konfliktives Ereignis eine Körperreaktion ausgelöst wurde, die nach den biologischen Naturgesetzen ablief. Dieser Ursprungskonflikt kann tatsächlich lange gelöst sein oder heute keine Rolle mehr spielen, aber jedes Mal, wenn einer der Begleitumstände auftritt (also beispielsweise immer bei Gewitter), wird das Pro-

gramm wieder aktiviert und die gleichen körperlichen Symptome treten auf.
Als vereinfachtes Beispiel kann ein Kind einen ganz schrecklichen Streit der Eltern miterlebt haben, während dem die Mama ohne eine Erklärung die Wohnung für mehrere Stunden verlassen hat. Das Kind hat durch diese Angst einen massiven Trennungskonflikt erlitten und in der Heilungsphase mit einem Schnupfen reagiert. Die Eltern sind längst wieder versöhnt, doch jedes Mal, wenn das Kind mit etwas in Berührung kommt, das sein Unterbewusstsein zur gleichen Zeit aufgenommen hat (Nüsse, Katzenhaare, Pollen,...) reagiert es wieder mit laufender Nase. Diesen Vorgang bezeichnen wir dann als Allergie.

Nun haben Sie einen ersten Einblick in die Gesetzmäßigkeiten des Bio-Logischen Heilwissens bekommen. Diese Zuordnungen sind für jeden Patienten und Therapeuten die entscheidende Hilfe zum Auffinden der tatsächlich krankheitsauslösenden Lebenssituation. Denn in einem ganzheitlichen Ansatz gilt es nicht nur, das Symptom zu lindern, sondern die Ursache zu finden. Und um jetzt wieder den Blick auf unsere Kinder zu lenken, bedeutet es:

- **Was führte in die jetzige Situation?**
- **Warum leidet das Kind an Allergien, an Hautausschlägen, an Unkonzentriertheit?**
- **Welche Botschaft steckt dahinter?**
- **Trägt das Kind stellvertretend etwas für die Mutter oder den Vater, für beide Elternteile oder sogar noch weitere Generationen zurück?**
- **Was kann geändert werden an der Lebenssituation, an der persönlichen Einstellung, am eigenen Verhalten?**
- **Und was bedarf es zur Heilung, damit bereits anstehende Konflikte dauerhaft gelöst werden oder in Lösung gehalten werden?**

Prägungen bei Zeugung, Schwangerschaft, Geburt

Um auf unsere Kinder zu schauen, sie bestmöglich zu begleiten und zu unterstützen, ist es wichtig zu erkennen, warum sie so sind, wie sie sind. Warum ist das Kind immer wieder krank? Und warum gerade diese Krankheit? Was ist ihm widerfahren, was möchte es vermeiden, was ist seine Überlebensstrategie? Im Grunde ist alles immer wieder aufs Überleben programmiert.
Bei jedem Menschen gibt es einschneidende Erlebnisse, die ihn prägen, formen und gestalten und seine typischen Verhaltensmuster festlegen. Das sind sowohl die Ereignisse, denen der Mensch seit seiner Geburt bis jetzt ausgesetzt ist, genauso aber wirken die Erlebnisse zwischen Zeugung und Geburt. Denn das Ungeborene reagiert mit der Mutter auf alle ihre Gefühlsregungen und passt seinen kindlichen Organismus an das Erleben der Mutter an. Sehr ausführlich hat dies Angela Frauenkron-Hoffmann[3] beschrieben.
Aber jeder Mensch trägt auch die Erfahrungen, Erlebnisse und Traumen der Ahnen mit. Auch sie sind gespeichert und kommen oft erst nach mehreren Generationen zum Ausdruck.

All diese Ereignisse, die mächtig und dramatisch sind, die plötzlich und unerwartet stattfinden, prägen auch bereits das Ungeborene und lösen viele Folgeerscheinungen aus. Das können sowohl Krankheiten und psychische Veränderungen als auch besondere Fähigkeiten sein, die dadurch entstehen.
Ganz viele Prägungen werden bereits in Schwangerschaft und Geburt und sogar schon bei der Zeugung festgelegt. Selbst wenn wir uns das im Moment nicht vorstellen können, gerade auch der Moment der Zeugung, das Gefühlsleben, die Gedanken, die Freude oder auch Ängste und Sorgen von Mutter und Vater werden von dem winzig kleinen Wesen wahrgenommen und gespeichert.
Bei den Ereignissen zwischen Zeugung und Schwangerschaft sprechen wir von vorgeburtlicher Prägung. Denn viele traumatische Gefühle, Ereignisse und Wahrnehmungen werden hier erlitten, weil es eben

---

[3] Angela Frauenkron-Hoffmann, „Biologisches Dekodieren"

nicht immer so einfach und unkompliziert abgeht, wie wir das gerne hätten. Alles, was unter Stress registriert wird, wird gespeichert: Gedanken, Worte, Ängste der Mutter.

Prinzipiell sind Schwangerschaft und Geburt natürliche Vorgänge in der Lebensphase einer Frau (genauso wie die späteren Wechseljahre) und keine Krankheiten, auch wenn das heute so dargestellt wird und sich viele werdende Mütter verunsichern lassen. Früher war eine Frau, die ein Kind erwartete „guter Hoffnung". Lassen wir uns diesen Ausdruck einmal auf der Zunge zergehen. Da steckt doch so viel von Vorfreude, Erwartung, positiver Lebenskraft und auch das Geheimnis um das Geschlecht des Kindes drin. Doch wer verwendet heutzutage noch diesen Ausdruck? Heute sprechen wir von Risikoschwangerschaften, Problemen, Vor-sorge-Untersuchungen, Absicherungen. Die Frau und ihr Bauch sind von Anfang an durchschaubar, das erste „Foto" wird freudestrahlend herumgezeigt, alles wird kontrolliert und dokumentiert.

Doch es ist auch klar erwiesen, dass viele Konflikte bereits in dieser Zeit durch ein Zuviel an Untersuchung, Punktieren und Ultraschall entstehen, was wiederum zu dramatischen Auswirkungen für das Baby führen kann, unter denen es jahrelang zu leiden hat. Dazu findet man viele Informationen in einschlägiger Literatur und im Internet, doch wird dies offiziell vertuscht und totgeschwiegen, weil es „geschäftsschädigend" ist.

Doch als Denkanstoß gebe ich Ihnen folgende Aussagen mit:

„Werdende Eltern und ihre heranwachsenden Babys müssen sich mit vielfachen modernen Risiken auseinandersetzen. Ca. 80% aller Schwangeren werden in Deutschland als Risikoschwangere eingestuft.
Nur 7% aller Krankenhausgeburten verlaufen spontan ohne jeden Eingriff (nachweislich in Bayern).

Die Zahl der Kaiserschnittgeburten steigt erschreckend an. Mittlerweile wird gut jedes dritte Kind durch einen Kaiserschnitt auf die Welt geholt.

Viele Hausgeburtshebammen geben ihre Arbeit auf, weil sie sich dem wachsenden Druck durch steigende Versicherungspreise nicht mehr gewachsen fühlen. Wir wissen heute, dass Ungeborene auf Medikamente, die Anwendung technischer Geräte, medizinische Eingriffe und Stress höchst sensibel reagieren und dies Auswirkungen auf das ganze spätere Leben hat."[4]

Und in einem weiteren Artikel heißt es: [5]

„Das New England Journal of Medicine veröffentlichte 1990 ein Fazit mehrerer Studien: Die fötale Herztonüberwachung während der Geburt hat keinen Nutzen für Neugeborene oder Frühgeborene und vergrößert nur das Risiko eines Kaiserschnitts. 1996 veröffentlichte die gleiche Zeitschrift die Ergebnisse einer kalifornischen Studie, die zeigt, dass die Rate der in den Untersuchungen ermittelten falsch- positiven Ergebnisse – bei denen ein Problem dargestellt wird, obwohl es keines gibt – beunruhigende 99,8 Prozent betrug und tausend unnötiger Kaiserschnitte zur Folge hatte. Fatalerweise werden heute in fast allen Spitälern die Gebärenden während der Geburt dauerüberwacht. Das heißt, Mutter und Kind werden in der äußerst sensiblen Phase der Geburt oft über viele Stunden mit Ultraschall belästigt. Neben den Schädigungen, die diese Schallwellen verursachen können, wird dabei auch der Geburtsprozess empfindlich gestört, und unnötige Komplikationen werden hervorgerufen. Ein periodisches einfaches Abhören reicht für die Überwachung der Kinder vor der Geburt völlig aus.

Die Sonographie oder Ultraschalluntersuchung ist die Anwendung von Ultraschallwellen zur Untersuchung von organischem Gewebe in der Medizin. Die Untersuchung arbeitet mit für den Menschen nicht hörbaren Schallwellen auf dem Echoprinzip, vergleichbar mit dem Echolot in der Seefahrt. Physikalisch gesehen bezeichnet Ultraschall Schallwellen oberhalb des menschlichen Hörbereiches.

Allerdings verursacht pränataler Ultraschall sekundäre Schwingungen in der Gebärmutter einer Frau, die das Kind hören kann. Diese

---

4 Zentrum für Geburt und Leben im Chiemgau, http://geburt-und-leben.com/
5 http://www.zentrum-der-gesundheit.de/ultraschall-untersuchung-ia.html#ixzz2vaLMbGc9 , Beide gefunden am 25. 10. 2014

Geräusche haben die Lautstärke eines U-Bahn-Zuges, der in eine Station einfährt – nämlich 100 Dezibel. Die wilden Bewegungen, die die Ungeborenen sehr häufig bei den Ultraschalluntersuchungen machen, sind also wirklich kein freudiges Zuwinken, wie uns einige Ärzte weismachen wollen, sondern der verzweifelte Versuch, der Schallwelle auszuweichen."

Eine gesunde schwangere Frau ist heute einer Menge an Untersuchungen vielerlei Art ausgesetzt, zu denen eben auch der Ultraschall gehört. Zudem gibt es Indikationen für Fruchtwasserpunktion, Nackentransparenzmessung, Nabelschnurblutpunktion, Chorionzottenbiopsie, Erst-Trimester-Screening oder Doppler-Ultraschall. Und alles dies kann das Ungeborene als Bedrohung erleben. Denn dies sind Eingriffe in das natürliche Geschehen, das Ungeborene wird es teils als Bedrohung, Angriff oder Übergriff wahrnehmen. Wie sich das konkret auswirken kann, erkläre ich im Kapitel zu den Hautveränderungen. Doch anstatt diese Vorgänge zu verstehen, zu lösen und heilen zu lassen, begegnen wir ihnen mit Unverständnis, Angst, Impfungen, Ritalin und Antibiotika.

Einfühlung in Schwangerschaft und Geburt

Ich möchte Sie an dieser Stelle einladen, dass Sie sich darauf einlassen und sich selbst in so ein kleines Wesen einfühlen. Wie entsteht so ein kleines Wesen, was geht da vor?
Über die Zeugungsvorgänge brauchen wir uns hier nicht unterhalten, so aufgeklärt sind wir wohl alle. Jetzt geht es darum, mit allen Sinnen wahrzunehmen und zu begreifen, was da geschieht. Ich begleite Sie dabei und erlaube mir, Sie im folgenden Abschnitt zu duzen:

> Stell dir vor, Du bist eine winzig kleine Zelle, die sich teilt, und nochmals und nochmals, immer weiter. Plötzlich entstehen Ärmchen, Beinchen, Ohren und alle Sinnesorgane. Dein kleines Herz beginnt zu schlagen. Der Hörsinn ist der erste, der aktiv ist (und der letzte, der erlischt). So nimmst du schon ganz früh Geräusche aus dem Umfeld deiner Mutter wahr. Manche davon werden dir schnell vertraut und gewohnt, doch gibt es auch laute und entsetzliche, die dich erschrecken können. Doch bei allen Erfahrungen, die du bereits

vor der Geburt machst, spürst du die Nähe und Geborgenheit der Mutter, ihren beruhigenden Herzschlag. Du bist begrenzt von allen Seiten, gehalten, in Kontakt!
Dann ist es eines Tages soweit, du wirst geboren. Und bitte stelle dir das mit allen Sinnen vor, damit du dich auch einfühlen kannst, was das für ein Neugeborenes bedeutet.
Du warst monatelang geborgen in einem engen, dunklen, weichen, warmen Raum. Deine Haut, dein Körper ist umspült von einer angenehmen, gleichmäßig temperierten Flüssigkeit, die Stimmen und Geräusche sind gedämpft. Beruhigend begleitet dich ständig der gleiche Trommelrhythmus bumm-bum, bumm-bum, bumm-bum,....Es gibt wenig andere Erfahrung. Und plötzlich ist da eine Gewalt, die von allen Seiten einwirkt, die rhythmisch kommt und Veränderung verheißt. Der kleine Körper wird mitgerissen, durch einen Kanal gepresst, es wird alles ganz eng.
Der Druck auf deinen Kopf und deinen gesamten Körper erhöht sich ungemein. Trotzdem ist ständig der beruhigende Herzschlag der Mutter da. Dazwischen ist wieder Entspannung. Und das ganze beginnt von neuem. Mit einer letzten unbändigen Kraft passiert dein Kopf einen engen Tunnel, es wird hell. Ein ungewohnter Luftstrom umgibt die nackte Haut, die Begrenzung, die du monatelang um deinen ganzen Körper gespürt hast, ist weg, du wirst hochgehoben, die Berührung fremder Hände auf der Haut ist neu, ungewohnt. Die Stimmen sind viel lauter, greller und fremd.
Wenn du Glück hast und alles normal verläuft, wirst du von deiner Mutter begrüßt und liebkost. Du erkennst sofort ihre Stimme, und auch der Herzschlag, wenn du an der Brust zu liegen kommst, ist vertraut und beruhigend. Über die Nabelschnur wirst du noch weiterversorgt, langsam entfalten sich die Lungen und du beginnst selbständig zu atmen, während die Nabelschnur allmählich auspulsiert. Die erste Trennung hat behutsam stattgefunden, doch über die Muttermilch und das Stillen bist du noch weiter mit deiner Mutter verbunden, du kannst behutsam und zuversichtlich in dieses Leben starten!

Aber was ist, wenn das Kind als Frühchen, mit Kaiserschnitt, Saugglocke, eingeleiteter Geburt oder unter starkem Stress entbunden wurde und aus einer klinischen Indikation heraus gleich von der Mutter getrennt wurde, wenn es vielleicht im Brutkasten bleiben muss? Wenn Sie der vorangegangenen Übung intensiv gefolgt sind, spüren Sie es nun sicher selbst an Haut und Haaren: das Neugeborene fühlt sich einsam, isoliert, verlassen! Vom medizinischen Standpunkt aus betrachtet ist das kleine Wesen gut versorgt und hat rein faktisch alles, was es braucht. Trotzdem erleidet es einen massiven Trennungskonflikt und noch dazu einen Mutterseelenalleinseinskonflikt. Und welche Auswirkungen diese Gefühle aus der Sichtweise des BioLogischen Heilwissens für Mutter und Kind haben, erfahren Sie im Kapitel „Kindliche Krankheitsbilder".

Sicher denken Sie nun an Ihre eigene Geburt oder an die Geburtsumstände Ihres Kindes. Und die Wahrscheinlichkeit, dass Ihr Kind unter widrigen Umständen auf die Welt gekommen ist, ist leider ziemlich hoch.

Bitte halten Sie nun einen Moment inne und nehmen Sie ihre Gefühle wahr. Ohne zu bewerten oder zu verurteilen.
Der einzige Grund, warum ich Ihnen das vermittle ist der, dass ich weiß, dass viele Kinder noch Jahre später unter widrigen Geburtsumständen leiden. Als Eltern verstehen wir oft nicht, warum z.B. die Neurodermitis so hartnäckig ist und wir konnten es uns bisher nicht vorstellen, dass viele dieser Beschwerden gerade mit einer traumatischen Geburt zusammenhängen können.

Wenn Sie nun denken: „Wie entsetzlich, das war ja bei mir und meinem Kind so!", brauchen Sie keine Angst zu bekommen. In ganzheitlicher Therapie kann vieles auch nachträglich gelöst und geheilt werden. Ich beschreibe Ihnen gleich noch ein paar Übungen, mit denen Sie selbst Vergangenes lösen und heilen können. Und eines ist auch klar, wenn vielleicht auch neuartig: Alles hat einen biologischen und einen geistig-seelischen Sinn. Selbst wenn Sie es sich im Moment nicht vorstellen oder erklären können.

Aber zurück zu dem Neugeborenen: in der Regel wird es in unserer Kultur gebadet, gemessen, gewogen, angekleidet und nach dem ersten Stillen in sein eigenes Bettchen gelegt. Auch nachts schläft es dann in seinem eigenen Bett, meistens noch im eigenen Zimmer mit Video- oder Babyphonüberwachung. Auch das ist wider die Natur. Denn machen Sie sich bewusst, dass dieses kleine Wesen neun Monate lang ununterbrochen in engem Kontakt mit der Mutter war und plötzlich von heute auf morgen nach Zeitplan gefüttert und gewickelt wird und sonst die meiste Zeit von der Mutter getrennt ist. Da muss doch jeder gesunde Menschenverstand rebellieren! Doch nun zu der versprochenen Übung:

Übung für Mutter und Kind nach schwieriger Schwangerschaft und Geburt

Wenn die Schwangerschaft oder die Geburtsumstände widrig waren, erzählen Sie Ihrem Kind davon. Denn unbewusst weiß es das sowieso schon lange und häufig fühlen sich Kinder schuldig, weil sie alles auf sich selbst beziehen. Nehmen Sie sich viel Zeit, sorgen Sie für eine gemütliche Atmosphäre ohne Fernseher oder Radio. Nehmen Sie Ihr Kind auf Ihren Schoß, erzählen Sie von der Vorfreude, von der Erwartung, von der Sehnsucht nach dem Kind. Aber beschönigen Sie nichts, was nicht so war. Sprechen Sie dagegen auch die anderen Umstände an, jedoch mit der Betonung, dass dies absolut nichts mit Ihrer Tochter oder Ihrem Sohn selbst zu tun hat. Vielleicht wussten Sie es damals nicht besser, vielleicht hatten Sie selber viel Angst. Und beteuern Sie auch, dass dies alles vorbei ist. Auch wenn die Geburt eingeleitet wurde, es hat nichts mit Ihrem Kind zu tun, es ist vollkommen richtig. Oder wenn Sie sich damals nicht über die Schwangerschaft freuen konnten: sagen Sie es ihrem Kind, es spürt es ja doch. Jetzt ist es sehr erwünscht und Sie sind stolz darauf. Auch wenn es noch so klein ist, es wird verstehen. Ich bin mir sicher, Ihr Kind kann das nicht oft genug hören und es heilt vieles an unbewussten Verletzungen.

Eine normale, natürlich ablaufende Geburt ist für viele Frauen eine schreckliche Vorstellung. Immer mehr wählen freiwillig den Kaiserschnitt oder eine PDA (Periduralanästhesie, Rückenmarkspritze) ohne sich der Auswirkungen bewusst zu sein. Eine Klientin, die Hebamme ist, beschreibt mir, wie sehr sie selbst mit jeder Frau mitleidet, die nackt und bei vollem Bewusstsein einem ganzen Ärzteteam während dieser Operation ausgeliefert ist. Sie selbst empfindet dies als ungeheuren Eingriff in die Intimsphäre. Darauf werden die Frauen nicht vorbereitet, und leiden oft lange an diesem Trauma. Doch wenn die Gebärende sich bewusst auf diesen Moment vorbereitet, sich vorher informiert und dann aktiv mit allen Sinnen dabei ist, kann sie die einzelnen

Phasen einer natürlichen Geburt bewusst unterstützen. Viele, viele Frauen können da ein positives Zeugnis geben und die Geburt als Glücksmoment bezeichnen. Informieren Sie sich bei Hebammen und Geburtshäusern, diese leisten da unbezahlbare Vorbereitung und Unterstützung.

Auch für das Kind ist die ganze Geburt und auch die sogenannte Austreibungsphase ein wichtiger Lernschritt. Es kämpft sich durch. Instinktiv weiß es selber, wann die Zeit reif ist, weil die entsprechenden Hormone mitarbeiten. Wird ihm diese Erfahrung verweigert, durch Kaiserschnitt, Zange, Wehenmittel,... bekommt es unbewusst die Prägung: „Ich kann das nicht, ich brauche Nachhilfe, ich bin zu langsam, man kann mich nicht erwarten. Ich schaffe es nicht alleine!" Und diese Erfahrungen wird es auf alle Prüfungssituationen im Leben übertragen.

Fallbeispiel Eingeleitete Geburt

Eine junge Frau berichtet, dass sie als 4. Kind in einer Familie mit Einleitung zur Welt gekommen ist, weil die Schwangerschaft bereits 16 Tage über den errechneten Geburtstermin hinausging und die Mutter nervlich angespannt war. Die ganze Schulzeit über war sie sehr ungeduldig, wenn sie das Gefühl hatte, unter Zeitdruck zu stehen. Durch die praktische Führerscheinprüfung ist sie mehrmals gefallen, weil sie den Prüfungsdruck nicht aushielt. In die Arbeit ist sie mitunter schon eine Stunde vorher gegangen, weil sie immer Angst hatte, nicht fertig zu werden und nicht schnell genug zu sein. Das Gefühl saß so tief in ihr, obwohl dies faktisch falsch war, weil sie von Mitarbeitern und Vorgesetzten wegen ihrer Zuverlässigkeit, ihrer Geschicklichkeit und Flinkheit stets gelobt wurde. Erst als sie aus diesem Konflikt heraus eine Schilddrüsenunterfunktion entwickelte, konnten die Zusammenhänge geklärt und das Geburtstrauma geheilt werden. Für sie waren einige Bewusstseinsschritte nötig, und seitdem kann sie vieles gelassener und ruhiger angehen. Sie fällt nicht so schnell in ihre alten Muster zurück.

Laut den BioLogischen Naturgesetzen wissen wir, dass auf den Konflikt, zu langsam zu sein, um etwas zu bekommen, die Schilddrüse zunächst mit einer Überfunktion reagiert. Denn in den Schilddrüsenzellen werden die Hormone gebildet, die verschiedene Stoffwechselvorgänge regulieren. Durch diese Hormone werden der Sauerstoffverbrauch, die Wärmeproduktion und der allgemeine Grundumsatz gesteigert. Dadurch wird das Lebewesen aktiver und schneller. Durch häufige Konfliktwiederholungen und –lösungen kann es zu wiederholten Entzündungen und Abbauvorgängen in der Schilddrüse kommen, die mit der Zeit zu Veränderungen des Schilddrüsengewebes führen können. Daraus kann dann auch eine Schilddrüsenunterfunktion entstehen.

Es ließen sich viele Beispiele anführen, die belegen, dass die Schwierigkeiten in der Schule nicht zufällig sind, sondern durch frühkindliche Konflikterlebnisse und traumatische Situationen gestartet wurden.
Denn was anscheinend fehlerhaft und krank ist, hat ganz genaue Gründe und liegt entweder
- in der Lebensgeschichte des Kindes
- in Schwangerschaft und Geburt
- oder sogar schon in der Familiengeschichte und bei den Vorfahren.

Abgesehen von den Konflikten, die Mutter und Kind bei einem **Kaiserschnitt** erleiden können und die ich im folgenden Kapitel aufzeige, erscheinen mir in diesem Zusammenhang zumindest zwei weitere Tatsachen wichtig:
Aus dieser Quelle[6] geht hervor, dass mit der Anzahl der Schwangerschaftsuntersuchungen das Risiko für eine Kaiserschnittgeburt steigt, weil jede Untersuchung für das Ungeborene ein zusätzlicher Stress und eine Belastung ist und dadurch der natürliche Ablauf gestört wird. Kaiserschnitt-Kinder sollen häufiger an Atemwegserkrankungen als normal Geborene leiden.
Zudem fehlt einem Kaiserschnittkind einfach die Erfahrung des Sich-Durch-Kämpfens einer „normalen" Geburt. Am verständlichsten wird das, wenn wir uns überlegen, wie wir uns hinterher fühlen, wenn wir eine schwierige oder anstrengende Situation durchgestanden oder

---

[6] http://www.zentrum-der-gesundheit.de/ultraschall-untersuchung-ia.html, 25. 10. 2014

durchlebt haben. Auch wenn es vorher hart und anstrengend war, steigert sich durch das Erfolgserlebnis der Selbstwert enorm. Und andererseits: wie fühlen Sie sich, wenn Ihnen ständig alles abgenommen wird und ein anderer ungefragt Ihre Angelegenheiten erledigt?

Bitte nehmen Sie meine nächste Aussage einfach faktisch, mit gesundem Menschenverstand und zunächst ohne Emotion auf: Ich bin mir sicher, dass durch die Geburt dem Kind eine grundlegende Prägung mitgegeben wird, wie es generell an Lebensaufgaben herangeht und diese durchsteht. Denn es macht sehr wohl einen Unterschied, wie das kleine Wesen auf diese Welt kommt, ob durch Kaiserschnitt oder Saugglocke, Einleitung oder eben ganz normal und natürlich. Doch genauso sicher bin ich mir, dass jedes Ereignis zwei Seiten hat und auch die schmerzlichen Erlebnisse Qualitäten und Fähigkeiten mit sich bringen, die sich sonst nicht zeigen würden.

Und einige von Ihnen werden nun denken: Mein Kind ist mit Kaiserschnitt geboren, das kann nicht rückgängig gemacht werden. Das ist richtig, doch können Sie stündlich und täglich neu beginnen und Änderungen einleiten. Dafür beschreibe ich nun eine wunderbare Übung für kleine Kinder, mit der man diese Erfahrung einer natürlichen Geburt spielerisch nachholen und ein eventuell entstandenes Trauma heilen kann:

Heilungsübung für Kaiserschnittkinder

> Diese Übung lässt sich mit Kindern bis ungefähr zum Schulalter gut praktizieren. Die Mama (oder auch eine andere Bezugsperson) macht mit verschränkten Armen vor dem Oberkörper einen Ring und fordert das Kind auf, kopfvoran wie durch einen Geburtskanal hindurchzukriechen. Ist der Kopf durch, kann man die Arme noch fester zusammendrücken um so die Geburtssituation zu simulieren. Kinder lieben diese Übung und wollen sie zig-mal wiederholen, weil sie so ihre Kraft wunderbar messen und stärken können. Das kann je nach persönlicher Vorliebe variiert werden, mit beiden Eltern, im Liegen oder Sitzen durchgeführt werden oder mit einer Decke verstärkt werden. Eine Klientin „spielt" dies mit ihrem Sohn unter der Bettdecke, der Kanal für den Jungen ist dabei der Zwischenraum von Matratze und Knien der Mama.

Mit zwei Anmerkungen schließe ich dieses Kapitel der vorgeburtlichen Prägungen und Erlebnisse. Doch ist natürlich der Übergang zwischen vor- und nachgeburtlichem Erleben fließend, so werden Sie auch im nächsten Abschnitt noch einiges über konfliktives Geschehen in der Schwangerschaft erfahren.

Sehr laute und plötzliche Geräusche, also z. B. auch eine Ultraschalluntersuchung, können schon beim Ungeborenen einen Schreckangstkonflikt auslösen, der sich auf den Kehlkopf mit Sprachlosigkeit oder Hüsteln und Heiserkeit auswirken kann. Es gibt Kinder, die beim Geräusch eines Rasenmähers o.ä. Angstattacken bekommen und sich am liebsten verkriechen.

Hatte das Neugeborene bei der Geburt die Nabelschnur um den Hals gewürgt, wird es später schwer einen engen Schal, Rollkragen oder Krawatte ertragen, weil auch der Erwachsene immer das Gefühl hat, erwürgt zu werden. Auch kann sich dies auf die Deutlichkeit der Sprache auswirken.

Kindliche Krankheitsbilder

Sie haben in den vorangegangenen Abschnitten erfahren, wie ein Mensch durch bestimmte konfliktive Situationen oder Gegebenheiten nach den BioLogischen Naturgesetzen erkranken kann, weil sich Körperzellen oder –funktionen verändern. Wenn durch diese Veränderung der Körperzellen beispielsweise der Hormonstoffwechsel betroffen ist, kann sich natürlich auch das gesamte Verhalten der betroffenen Person verändern. In meiner Arbeit als Heilpraktikerin habe ich natürlich immer den ganzen Menschen im Blick und nicht nur das einzelne Organ. Das heißt, ich beziehe Körper, Geist und Seele mit ein, schaue auch auf das familiäre Umfeld, die Beziehungsfähigkeit und die Spiritualität meines Klienten. Denn das alles prägt den Menschen und sein Verhalten und kann eben auch krank machen. So müssen wir in einer ganzheitlichen Behandlung immer auch die Genetik und das, was die Vorfahren erlebt haben, mit einbeziehen. Deshalb frage ich auch nach schweren Schicksalen in der Herkunftsfamilie. (Das kann sein: Eltern oder Geschwister früh verstorben, tödliche Unfälle oder Selbstmorde, Flüchtlingsgeschehen, unbekannter Vater uvm.) Dazu kommen die Prägungen der vorgeburtlichen Zeit, die im vorangegangen Kapitel beleuchtet wurden und der Einfluss der Eltern.

Natürlich gibt es auch andere Ursachen für Erkrankungen, denken wir nur an den Einfluss der Ernährung, an Elctrosmogbelastung oder die Auswirkungen von Impfungen. Generell ist es wichtig, welche Anlagen und Temperamente der Mensch, oder speziell das Kind, mitbringt. Denn ob es nun überwiegend phlegmatische, sanguinische, cholerische oder melancholische Züge hat, ist sehr entscheidend, wie es auf die Umwelt reagiert. So kann z.B. ein <u>Schulwechsel</u> von jedem Kind anders wahrgenommen werden. Ich zeige Ihnen einige mögliche Situationen auf, die im Anschluss näher beschrieben werden:

- Ein Kind leidet massiv an der Trennung des besten Freundes oder der Freundin und kann dadurch mit Hautreaktionen reagieren.

- Ein anderes Kind fühlt sich vollkommen alleingelassen und isoliert, es findet keinen Anschluss und kann dadurch Heißhungergefühle entwickeln und eine Neigung zu Übergewicht.

- Ein anderes Kind weiß nicht, was auf es zukommt, es fühlt sich unsicher und hat buchstäblich die Angst im Nacken sitzen. Dadurch kann sich die Sehkraft verschlechtern.

- Möglich ist es auch, dass ein Schüler die ganze Angelegenheit nicht verdauen kann, wenn beispielsweise noch ein Umzug dazukommt, und er reagiert mit Verdauungsproblemen.

- Außerdem kann sein, dass sich das Kind überfordert fühlt, dass es nicht weiß, ob es den Anforderungen gewachsen ist. Sein Selbstwert ist nicht gut entwickelt und wird dadurch noch geschwächt. Körperliche Folgen davon könnten sein, dass es eine Anämie entwickelt, dass es Rückenschmerzen oder generell Probleme mit dem Bewegungsapparat bekommt.

- Und ein weiteres Kind freut sich und fühlt sich wohl und wird deswegen keinerlei Symptome entwickeln.

Um ein Kind in solchen Situationen zu verstehen und unterstützen, ist es wichtig, dass man die Zusammenhänge kennt und seine - den Erwachsenen oft unverständlichen - Reaktionen nicht als launische Spinnerei abtut. Denn nicht jeder Mensch wird in der gleichen Situation krank, entscheidend ist dabei, wie stabil er im Augenblick gerade ist und welche Erfahrungen ihn im Vorfeld schon geprägt haben.
Im Folgenden stelle ich Ihnen einzelne Krankheitsbilder im Zusammenhang mit dem BioLogischen Heilwissen vor, mit denen ich in meiner Praxis konfrontiert bin.

Hautveränderungen und -erkrankungen

Viele Kinder werden schon mit Hautausschlägen, Rötungen oder Neurodermitis geboren oder bekommen in den ersten Lebensjahren entsprechende Symptome. Auch viele Kinderkrankheiten sind begleitet von Ausschlägen, Rötungen, Pusteln oder Flecken. Damit einher gehen Juckreiz und Brennen. Das sind alles Reaktionen, welche die Haut betreffen.
(Die Haut wird unterteilt in Oberhaut, Lederhaut, Fettgewebe, Haut- und Talgdrüsen, Farbpigmente, Haare. Laut dem BioLogischen Heilwissen reagiert jedes Gewebe auf einen anderen Konfliktinhalt. Im Folgenden geht es nur um die Oberhaut).

Die Oberhaut ist das größte Sinnesorgan, das wir haben und die sensible äußere Grenze des Körpers, an der der Kontakt zu anderen Menschen, Tieren aber auch Gegenständen wahrgenommen und erlebt wird. Wenn wir nach einem diesbezüglichen Konfliktinhalt suchen und dies vergleichen mit der Lebenssituation, in der die entsprechende Reaktion der Haut aufgetreten ist, kommen wir schnell auf den Begriff des **Trennungskonflikts**. Das ist ein Konflikt, der in irgendeiner Weise mit Berührung und Trennung zu tun hat. Kosmetikerinnen wissen, dass Frauen in Trennungs- und Scheidungssituationen meist Hautausschläge im Gesicht haben. Dieser Trennungskonflikt kann in einer tatsächlichen Trennungssituation erlitten werden. Aber das biologische Programm kann genauso ablaufen, wenn der Wunsch nach einer Trennung besteht, oder aus Angst vor der Trennung, aber auch in einer Situation, wo sich der Mensch nicht gut von seinen Mitmenschen abgrenzen kann. Entsprechende Reaktionen gibt es auch dann, wenn wir etwas weghaben, wegstoßen oder auch festhalten wollen.
Wenn nun ein Kind mit Hautveränderungen geboren wird, muss es diesbezüglich schon einen Konflikt erlitten haben. Dafür einige Beispiele:

- Die Geburt wird medikamentös eingeleitet, das Kind möchte aber noch im Bauch bleiben.

- Relativ häufig sind am Beginn der Schwangerschaft zwei Föten da, von denen eines nach kurzer Zeit abstirbt. Doch das kleine Wesen, das bleibt, nimmt dennoch das Geschwisterchen schon wahr und vermisst unbewusst das Zwillingsgeschwister und fühlt sich dadurch getrennt. Es ist immer wieder verblüffend, wie dieses Ereignis noch nach Jahrzehnten wirkt. Häufig betrifft dies Menschen, die sich immer einsam und verloren fühlen. Die Situation wird auch so beschrieben, als würde etwas fehlen oder man hat das Gefühl, auf einer ständigen Suche nach etwas zu sein, das sich nicht greifen lässt. In der Systemischen Arbeit, beispielsweise der Familienaufstellung, kann dies überprüft und auch gelöst werden.

- Die Trennung oder ein Streit der Eltern in der Schwangerschaft wird unbewusst miterlebt. Dabei bezieht das Kind alles auf sich selbst.

- Die Fruchtwasserpunktion oder eine andere Untersuchung wird als Bedrohung erlebt.

- eine dramatische oder unnatürliche Geburt

Weitere nachgeburtliche Trennungskonflikte oder Beispiele des größeren Kindes können sein:
- das eigene Bett oder das eigene Zimmer
- Flaschennahrung - getrennt von der Mutterbrust
- Trennung von einem Elternteil durch Scheidung
- Trennung von Großeltern durch Tod
- Umzug
- Tagesmutter oder Kinderkrippe, wenn die Trennung zu früh stattgefunden hat
- Schulwechsel

In nachfolgender Abbildung 7 ist der Krankheitsverlauf eines Hautausschlags genau beschrieben:

Ist der Konflikt gesetzt durch ein oben beschriebenes Stressereignis (2), beginnt die sogenannte konfliktaktive Phase, blau gekennzeichnet, mit einem Zellabbau der obersten Hautschicht (3).
Das äußert sich in einer Funktionsminderung, begleitet von stellenweiser Taubheit oder Gefühllosigkeit. Die Haut fühlt sich eher kalt an und ist weniger durchblutet. Unter Umständen kann sie etwas blasser und rauer sein. Insgesamt ist diese Phase eher unauffällig und wird nicht bemerkt.

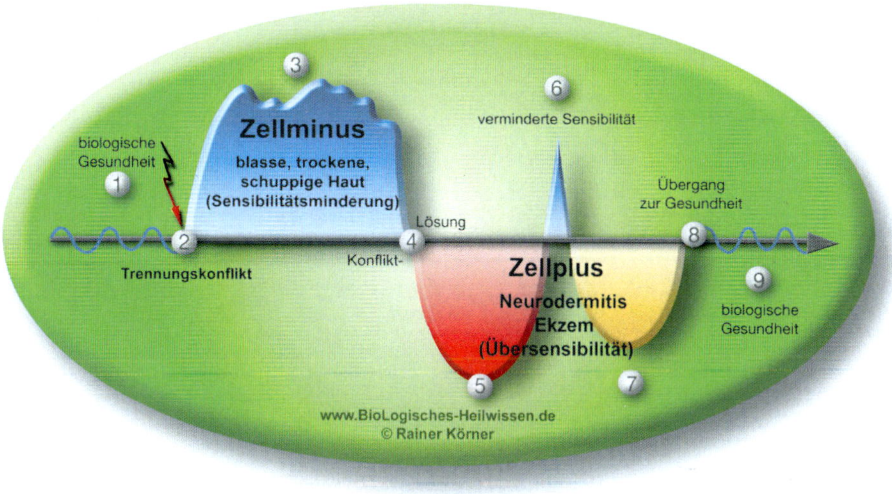

Abbildung 7: Trennungskonflikt der Oberhaut

Wenn der Konflikt gelöst ist und das als Trennung empfundene Ereignis vorbei oder verarbeitet ist (4), kommt es zur Heilungsphase. Wir nennen das die konfliktgelöste Phase (5). Hier finden wir wieder die schon erwähnten Heilungszeichen, in diesem Falle eine Funktionsregeneration und Zellvermehrung. Das bedeutet, dass die Haut nun empfindlicher ist und stärker reagiert als vorher, vor allem auch mit Entzündungszeichen wie Wärme, Röte, Schwellung, Schmerz, Juckreiz. Als Diagnose bekommen wir dann: Ekzem, Exanthem, Dermatitis, Neurodermitis, auch Schuppenflechte und anderes.

Wir sprechen auch vom <u>Biologischen Sinn</u> einer Erkrankung: das bedeutet, dass die jeweilige Krankheit nicht nur eine Laune der Natur ist und bösartig geschieht, sondern dass auch ein tiefer Sinn dahintersteht und die entsprechende körperliche Reaktion sehr wohl ihren Grund hat.

In diesem Fall sieht das so aus: der Trennungskonflikt bringt auch vorübergehende Kurzzeitgedächtnisstörungen mit sich. Durch die Unempfindlichkeit der Haut und die Gedächtnisstörung wird ein vorübergehendes Vergessen (zum Beispiel der abwesenden Mutter) möglich und die Trennung wird weniger schmerzhaft empfunden. Das geschieht, um noch tieferen Schmerz zu vermeiden und das Weiterleben zu sichern.

Der Konfliktinhalt ist bei Hauterkrankungen ähnlich wie beim Schnupfen beschrieben. Beide Gewebe, also die Oberhaut und die Nasenschleimhaut werden von der Großhirnrinde gesteuert und reagieren somit nach den gleichen Prinzipien. Doch während es beim Schnupfen um die Witterung geht, weil man einen lieben Menschen generell nicht mehr wahrnehmen kann, geht es bei der Haut um direkten Kontakt und um Berührung.

Doch was ist zu tun, wenn das Kind partout nicht im Kindergarten bleiben will oder dort seinen Platz nicht findet, und es keine andere Lösung gibt:

> In solchen Situationen kann es sehr hilfreich sein, wenn das Kind den Raum morgens als eines der ersten in Besitz nimmt, ihn erläuft, erfühlt, erspürt. Dann kann es sozusagen die Örtlichkeit einnehmen und erobern, es fühlt sich viel heimischer, als wenn es dann kommt, wenn schon alle Spielplätze belegt sind. Auch ist es wichtig, dass die Begleitperson so lange bleibt, bis es für beide, für Kind und Bezugsperson, in Ordnung ist, zu gehen. Wenn das Kind dieses Vertrauen hat, dass die Bindung zur Mama in Ordnung und gesund ist, wird es sich sehr schnell anderen Kindern oder dem Betreuungspersonal zuwenden können.

<u>Chronisch</u> wird eine Neurodermitis oder jegliche andere Krankheit durch einen ständigen Wechsel von Konflikt und Lösung. Das erklärt

auch, warum in den Ferien oder im Urlaub oder durch Klimawechsel manche Krankheit ausheilen kann. Der Betroffene setzt sich dadurch keinem neuerlichen Konflikterlebnis oder einer Wiederholung aus, der Organismus kommt dadurch zur Ruhe und in die Heilung. Wir kennen aber auch das andere Phänomen, dass mancher Mensch immer zum Wochenende oder zu Beginn der Ferien krank wird. Dann nämlich, wenn die vorherige Anspannung abfällt und die Person in die Lösung eines dramatischen Ereignisses oder auch einer Stresssituation kommt. Zunächst setzen dann die vagotonen Heilungsreaktionen mit Schmerz, Fieber und Entzündung ein.

Neugeborenengelbsucht

Die Neugeborenengelbsucht ist ein Erscheinungsbild, das in unserem Kulturkreis bei vielen Neugeborenen gleich nach der Geburt auftritt. Logischerweise dürfte das bei den Naturvölkern weniger auftreten, weil hier die Bindung von Anfang an viel intensiver und den natürlichen Bedürfnissen entsprechend stattfindet, doch fehlen mir diesbezügliche Untersuchungsergebnisse. Betroffen sind bei der Gelbsucht die Leber-Gallen-Gänge, die auf einen sogenannten Revierärger reagieren.

In diesem Zusammenhang soll auch der Begriff Revier erklärt werden: Ein Revier ist der Bereich, der mir zugeordnet ist, für den ich sorge oder verantwortlich bin: das können sowohl Räume wie mein Arbeitszimmer, das Grundstück oder das Kinderzimmer sein als auch die Partnerschaft, der Arbeitsbereich oder der Verein, dem ich mich zugehörig fühle.
Werde ich in einem dieser Bereiche gestört oder bedroht, z.B. durch grenzüberschreitende Angriffe, kann dies ganz schön Ärger auslösen. Für das Ungeborene im Mutterleib ist natürlich die Gebärmutter sein Revier, und alles, was hier ungewohnt ist, was als Bedrohung und Gefahr erlebt wird, kann im biologischen Sinne als Revierärger oder Revierangst empfunden werden. So kann ein Neugeborenes unter anderem durch folgende Faktoren einen Konflikt bezüglich des Revierärgers bekommen:

- Schwierige Geburt, z.B. der Arzt oder die Hebamme drücken mit ganzem Gewicht auf den Bauch der Gebärenden
- Störung durch Ultraschall-Lärm (Fruchtwasser wird erwärmt)
- Eindringen der Nadel bei einer Fruchtwasserpunktion
- Die Mutter stößt mit dem Bauch an die Tischkante o. ä.

Die Gallenflüssigkeit wird in den Leberdrüsenzellen unter anderem aus den abgebauten roten Blutkörperchen gebildet und über die Gallengänge abgeleitet. Über den Zwölffingerdarm gelangt sie in den Darm und unterstützt dort den Organismus bei der Fettverdauung. Der biologische Sinn liegt in der konfliktaktiven Phase, denn hier erweitern sich die Leber-Gallen-Gänge, um den Abfluss der Gallenflüssigkeit leichter zu ermöglichen. Dadurch funktioniert die Verdauung besser und es kann mehr Energie zur Verfügung gestellt werden, um das Revier zu verteidigen und den als „Feind" empfundenen Eindringling abzuwehren.

Die Gelbfärbung tritt in der Heilungsphase auf, also dann, wenn wieder alles gut ist, weil dann die Gallengänge so stark anschwellen, dass sie vorübergehend verschlossen sind. Dadurch werden die Abbauprodukte der roten Blutkörperchen (Bilirubin) kurzzeitig ins Blut abgegeben, was die Gelbfärbung der Haut verursacht.

Bettnässen

Immer wieder werde ich in meiner Praxis mit dem Problem des Bettnässens konfrontiert. Obwohl der Konflikt klar definiert ist, erlebe ich die Lösung häufig sehr hartnäckig und verschachtelt, weil hier mehrere Faktoren eine Rolle spielen. Beim Bettnässen kann die Blasenwandmuskulatur, der Blasenschließmuskel oder die Blasenschleimhaut betroffen sein, sie reagieren wie die Bronchialschleimhaut oder die Leber-Gallen-Gänge auf Konflikte, die das Revier betreffen. Im Urogenitaltrakt, also dem Bereich, der zur Blase und Niere gehört, geht es speziell um Reviermarkierungskonflikte. Vorstellbar wird das für uns, wenn wir ans Tierreich denken, und zwar an einen Hund, der sein

Revier und dessen Grenzen automatisch mit Urin markiert. Unbewusst läuft das gleiche Programm auch bei uns Menschen ab und kann sich im Bettnässen oder einer Reizblase äußern.

Der biologische Sinn liegt in der konfliktaktiven Phase, weil durch eine Funktionssteigerung der Blasenwandmuskulatur durch den verstärkten Harndrang das Revier besser markiert werden kann. Sind die Blase, Harnröhre, der Harnleiter oder das Nierenbecken betroffen, liegt der biologische Sinn ebenfalls in Phase 3: durch den Zellabbau kommt es zur Vergrößerung des Blasenvolumens, damit kann mehr Urin für die Reviermarkierung gespeichert werden.
Bei einem Zellabbau von Harnleiter oder –röhre ist ein größerer Durchfluss von Urin zur Reviermarkierung möglich. Eine Aussage von Rainer Körner bezieht sich auch auf den biologischen Übersinn: wenn ständiger Harndrang vorhanden ist, ist das Lebewesen dazu gezwungen, überall sein Revier zu markieren, um eine bessere Chance zu haben, das Revier abgrenzen zu können.[7]

Für ein Kind kann ein Revier alles bedeuten, was zu ihm gehört: die Mama, das Spielzeug, die Katze oder das Kaninchen, der Platz am Tisch, ... Obwohl dies in unserer Gesellschaft keinen Sinn mehr macht, reagiert das Kind unbewusst mit einem unkontrollierten Entleeren der Blase, wenn es an einem entsprechenden Konflikt leidet. Das bedeutet, dass es von innen die Reviergrenze nicht erkennt, dass es nicht weiß, wo es hingehört und seinen Platz in der Familie noch nicht richtig gefunden hat. Als Konfliktbeispiel können Streitereien und Auseinandersetzungen mit Geschwistern um Kinderzimmer oder Spielsachen in Frage kommen. Dieser Konflikt kann aber auch auftreten, wenn beispielsweise Pflege- oder Tageskinder dazukommen, denn auch die dringen ein ins Revier des Kindes.
Kann dieses dann seine Grenzen nicht setzen und verteidigen, ist der Konflikt gesetzt. Das Thema „Grenzen setzen" ist für mich ganz wichtig, weil das Kind dadurch Orientierung und Halt bekommt. Ausführlich gehe ich darauf noch im letzten Kapitel ein.

---

[7] Rainer Körner, Lehrbuch BioLogisches Heilwissen, S. 164 ff

Ein weiterer Aspekt, der nicht nur hier eine Rolle spielen dürfte, ist der sogenannte Krankheitsgewinn. Das bedeutet, der Betroffene oder auch einzelne Familienmitglieder haben einen Vorteil in der entsprechenden Situation. Dazu passt folgendes Beispiel von Angela Frauenkron-Hoffmann [8]

> **Fallbeispiel Bettnässen**
> Julian, 12 Jahre, nässt seit Jahren ein.
> Nachdem wir die eigentlichen Gründe gefunden, bewusst gemacht und bearbeitet hatten, war es mit dem Bettnässen doch nicht vorbei. Die Mutter ist Ärztin in eigener Praxis, arbeitet sehr viel und hat Schuldgefühle, nicht genügend für ihren Sohn da zu sein. Durch das Bettnässen ihres Sohnes konnte sie quasi etwas bei ihm gutmachen, da sie ihm wenigstens jeden Tag sein Bett frisch bezog und auch in dieser Hinsicht sehr nachsichtig war. Dann fühlte sie, dass sie ihren Sohn liebte und er fühlte sich gleichzeitig von ihr geliebt. Julian hatte die Mutter in der Hand. Mütter, die sich schuldig fühlen, sind ihren Kindern praktisch ausgeliefert. Das Kind erreicht alles, was es will. Ich riet ihr dann, nun ihren Sohn jeden Morgen das Bett abziehen zu lassen, ihm zu zeigen, wie er Waschmaschine und Wäschetrockner bedient und ihn sein Bett jeden Abend selbst neu beziehen zu lassen.
> Nach ein paar Monaten stellte sich heraus, dass Julian immer noch ins Bett machte. Ich fragte die Mutter, wer denn nun das Bettzeug wasche und das Bett neu beziehe. Und sie antwortete: „Ich!"

Ein brisantes und relativ häufiges Thema ist ein sexuelles Trauma. Dies ist ein weiter Begriff, wir dürfen dabei nicht nur an tatsächlichen Missbrauch oder Vergewaltigung denken. Dies kann schon gegeben sein, wenn das Kind entsprechende Filme oder Zeitschriften sieht, von Freunden animiert wird oder die Eltern beim Liebesspiel belauscht. Ein Junge aus meiner Praxis hat den Geschlechtsverkehr des Vaters mit der Freundin miterlebt, für ihn war das Stöhnen der Frau ganz schrecklich. Unbewusst fühlte er dadurch seinen Platz beim Vater, den er eh nur am Wochenende sah, bedroht. Gleichzeitig hat die Mutter

---

[8] Angela Frauenkron-Hoffmann, Biologisches Dekodieren, S. 196

ein Baby bekommen und er hatte zusätzlich Angst, dass er dann von der Mama nicht mehr geliebt wird. Doch braucht dies viel Behutsamkeit, bis man an diese Thematik kommt.

Manche Beschwerden wie gerade auch das Bettnässen sind besonders hartnäckig in der Behandlung, weil sogenannte Schienen oder Rezidive (siehe S. 25) zum Tragen kommen.

Bronchitis

Im vorangegangen Kapitel über Bettnässen haben Sie erfahren, was ein Revier ist und wie es vom Kind empfunden werden kann. Neben dem Reviermarkierungskonflikt, den Sie nun schon kennen, gibt es noch weitere Konflikte, die als Bedrohung für das Revier empfunden werden können. Am besten verstehen wir das immer, wenn wir ins Tierreich schauen, denn rein archaisch betrachtet empfindet der Mensch in diesen Situationen immer noch wie der Wolf. Wenn das Revier an einen Gegner verloren wird, weil beispielsweise der Partner fremd geht, sprechen wir vom Revierverlust, wenn ein Geschwister ständig die Spielsachen wegnimmt und ungefragt ins Zimmer kommt, kann dies einen ganz schönen Revierärger verursachen, und wenn nachts ein Einbrecher ums Haus schleicht oder wir unbekannte Geräusche hören, reagieren wir mit Revierangst oder Schreckangst. Wenn nun eine Bronchitis auftritt, wissen wir, dass sich die Bronchialschleimhaut nach einem Revierangstkonflikt in der konfliktgelösten Phase befindet.

Unmittelbar nach dem Schockerlebnis, also in der konfliktaktiven Phase, gibt es einen Zellabbau der Bronchialschleimhaut, der jedoch fast keine Symptome macht. Der Vorgang läuft ähnlich ab wie bei der Nasenschleimhaut oder im Urogenitaltrakt, weil all diese Gewebe von der Großhirnrinde gesteuert werden.
Wenn der Konflikt gelöst oder teilgelöst ist, findet ein Zellaufbau mit Hustenreiz und Schwellung statt, was zu einer Verengung der Bronchien und zu Atemgeräuschen führen kann. Der Schleim kleidet in der

Phase A die Bronchien aus, um sie zu schützen und wird dann in der Phase B wieder abgehustet.

Wenn es immer wieder zu Konfliktwiederholungen kommt, kann die Bronchitis nie ganz ausheilen und kann chronisch werden.

Fallbeispiel Bronchitis
Stefan, 6 Jahre und Kindergartenkind, kommt Ende November mit seiner Mama in meine Praxis, weil er seit mehreren Wochen immer wieder nachts von Hustenanfällen gequält wird.
Ich erkläre den beiden, wie eine Bronchitis entstehen kann, ich erkläre auf kindliche Weise das Revier und frage nach, ob es eine Situation gibt, in der Stefan diesbezüglich mit Angst reagieren könnte, und die sich häufig wiederholen müsste. Doch beiden fällt nichts dazu ein. So mache ich meine üblichen Tests und komme auf „Unzufriedenheit" im Kindergarten. Ich behandle dies mit meinen Möglichkeiten.
Am nächsten Tag ruft die Mama an und erzählt, dass sie mit der Erzieherin gesprochen habe, und tatsächlich hat Stefan mit einem Kind, das im Herbst neu dazugekommen ist, immer wieder Auseinandersetzungen um ein bestimmtes Spielzeug. Er ist fast täglich aufs Neue bemüht, als erster in der entsprechenden Spielecke zu sein.
Unbewusst hat Stefan dies wohl als Revierangst empfunden, so dass seine Bronchialschleimhaut darauf reagiert hat. Nachts ist er immer wieder in die Heilung gekommen, doch am nächsten Tag gab es wieder die gleiche Situation.

Mandelentzündung

Der medizinische Ausdruck für Mandelentzündung ist Tonsillitis. Und immer, wenn bei einer Erkrankung ein „itis" am Ende steht, wie bei Bronchitis oder Arthritis, handelt es sich um einen entzündlichen Vorgang. Dazu gehören generell Schmerzen, Rötung, Fieber, Schwellung.
Sie wissen nun schon, dass sich das betroffene Kind mit diesen Symptomen in der konfliktgelösten oder Heilungsphase befindet.
Bei den Mandeln unterscheiden wir danach, welche Seite betroffen ist. Generell geht es rechts darum, dass man im übertragenen Sinne

einen „Luftbrocken" nicht bekommen, aufnehmen oder schlucken kann. Ist die linke Seite betroffen, geht es darum, dass man den Brocken nicht ausspeien oder loswerden kann.

> **Fallbeispiel Mandelentzündung**
> Cordula war längere Zeit in Tansania, wo höchstes Risikogebiet für Malaria war. Nach reiflicher Überlegung hatte sie sich für eine Prophylaxe entschieden und regelmäßig Tabletten geschluckt, die sie selbst aber für „schlecht" befunden hatte. Selbst das Runterschlucken war ihr schwer gefallen, weil ihre Psyche diese Tabletten abgelehnt hatte. Sie schluckte 3 Monate wöchentlich 1 Tablette mit möglicherweise heftigen Nebenwirkungen. Es war für sie eine große Überwindung, sie überhaupt runterschlucken zu können.
> Ihre Mandeln waren vergrößert und zerklüftet, aber sie hatte keine Schmerzen. Auch Nebenwirkungen des Medikamentes traten zum Glück nicht auf. Aber sie konnte nicht immer gut durchschlafen.
> Die Lösung trat 3 Monate später ein, als Cordula das Malariagebiet wieder verlassen hatte. Somit musste sie keine Tabletten mehr schlucken und hatte keinerlei Angst mehr.
> Daraufhin bekam sie eine Mandelentzündung links mit einer eitrigen Mandel und Schluckbeschwerden. Die Mandel war sehr rot. Die Entzündung ist dann nach ca. 1-2 Wochen komplett von alleine ausgeheilt – ohne Antibiotika oder irgendwelche Medikamente.

Übergewicht

Übergewicht scheint eine neue Erkrankung unserer Zeit und unserer Gesellschaft zu sein, denn es gibt immer mehr dicke Kinder, die sich kaum mehr bewegen können oder wollen. Und weil permanentes Übergewicht natürlich enorme Auswirkungen hat auf die gesamte gesundheitliche Verfassung (und somit auf den Haushalt der Krankenkassen) wird dieses Thema auch politisch aufgegriffen. Präventionsmaßnahmen, Vorsorgeuntersuchungen, Aufklärungsarbeit ist regelmäßig in aller Politiker Munde. Doch mit ein bisschen gesundem Menschenverstand erkennen wir, dass diese Maßnahmen das Problem nicht lösen können, weil es vermutlich noch gar nicht in vollem Umfang erkannt ist.

Während ich an diesem Bericht schreibe, fällt mir ein Zeitungsartikel in die Hände. Darin heißt es unter anderem:
„Hunderttausende Kinder und Jugendliche in Deutschland sind so dick geworden, dass Chirurgen in einer Magenverkleinerung die einzige Chance für mehr Lebensqualität sehen. Wir reden hier von 15-jährigen, die deutlich über 100 Kilogramm wiegen.[...]Vor 20 Jahren [...]war dies noch kein Thema, denn Fettsucht in Massen gab es nicht. Doch mit einem geänderten Lifestyle wie übergroßen Getränkebechern, Fast Food und ausgeprägtem Bewegungsmangel hat sich das Bild gewandelt." [9]
Weiter lesen wir, dass diese Kinder logischerweise nicht nur körperlich unter diesem Gewicht leiden, sondern auch viele Hänseleien ertragen müssen. Oft fehlen ein Freundeskreis sowie später ein Partner und ein Ausbildungsplatz, wodurch der Teufelskreis perfekt ist.

Wir erkennen also, dass sich diese Kinder oder Jugendlichen meist stark isoliert und allein fühlen. Wie sich diese Isolation oder der „Mutterseelenalleinseinskonflikt" dramatisch auswirkt, warum das zwangsläufig in immer mehr Übergewicht führt und was da körperlich abläuft, erklären uns die BioLogischen Naturgesetze.

Im Zusammenhang mit unerklärbarem Übergewicht spielen häufig die Nieren und speziell die Nierensammelrohre eine große Rolle. Diese werden vom Stammhirn gesteuert, das entwicklungsgeschichtlich der älteste Teil des Gehirns ist. Deshalb lässt sich dieser Sachverhalt sehr anschaulich am Beispiel eines gestrandeten Fisches erklären, weil unser Körper immer noch wie in der Urzeit nach archetypischen Mustern reagiert: ein an Land gespülter Fisch, der noch in einer Wasserlache zu liegen kommt, ist isoliert von seinen Artgenossen, er erleidet einen Mutterseelenalleinseinskonflikt, er fühlt sich vertrieben. Sein Körper ist in Gefahr auszutrocknen und zu verhungern, bevor er mit der nächsten Welle wieder ins Wasser gespült wird. Neben diesem Muttersee-

---

[9] Passauer Neue Presse, S. 18, Nr. 238, 15. Oktober 2013

lenalleinseinskonflikt erleidet er natürlich auch Todesangst und Existenzängste.
Um möglichst lange zu überleben, hält er so viel Wasser wie möglich im Körper zurück, um der Austrocknung vorzubeugen. Für das Tier ist das pure Überlebensstrategie, denn je mehr Wasser es zurückhält, umso länger kann es überleben. Um Energie zu sparen, bewegt er sich kaum und entwickelt gleichzeitig einen Heißhunger auf jede Fliege oder Mücke, die sich ihm nähert, um möglichst viel Reserven anzulegen.

Genauso geht es uns Menschen, wenn wir entweder vertrieben werden oder fliehen müssen. Die Flüchtlingsschicksale des Zweiten Weltkrieges haben bis heute noch dramatische Auswirkungen auf die Kinder und Enkel. Dieses **Flüchtlingstrauma** kann auch bei Krankenhaus- oder Gefängnisaufenthalten, im Internat, aber auch in einer Ehe nach Trennung oder Scheidung eintreten, häufig fühlt sich ein Partner vertrieben, ausgegrenzt oder muss buchstäblich flüchten. Nicht selten sind für Frauen damit auch Existenzängste verbunden. Relativ häufig empfinden sich Frauen mit der ersten Schwangerschaft mutterseelenallein und verlassen, wenn sich dadurch das ganze Umfeld ändert: für viele bedeutet es Trennung von Arbeit und Arbeitskollegen, Freunden, mitunter auch Umzug. Nach der Geburt ist es zwar wunderbar, endlich das ersehnte Kind zu haben, doch im Grunde fühlen sich viele junge Mütter gleichzeitig auch isoliert und einsam. Das ist dann meist der Zeitpunkt, an dem eine größere Gewichtszunahme erfolgt.

Doch mitten in dem Spannungsfeld um Arbeit, Leistung, Einkommen und Auskommen stehen die Kinder: Krippe und Kindergarten sind für die meisten leider schon im Kleinkindalter eine Selbstverständlichkeit. Wenn das kleine Kind in einer Einrichtung oder bei einer Tagesmutter untergebracht ist, erleidet es immer wieder einen Mutterseelenalleinseinskonflikt oder auch einen Trennungskonflikt von der Mama. Später im Schulalter kommen dann Mittagsbetreuung, Hausaufgabenhilfe, Hort und anderes dazu, was je nach Lebenslage vom Kind auch so empfunden werden kann, wenn es in vielen Bereichen auf sich allein gestellt ist. Sicher hat alles zwei Seiten und jeder Konflikt bietet auch eine Chance: das Kind wird früh selbstständig und lernt Verantwortung zu übernehmen. Doch zuerst fühlt es sich sehr alleine und verlassen, und die Folgen sind nicht zu übersehen: Es gibt immer mehr übergewichtige Kinder.

Dazu erzählt eine Klientin, dass sie vor der Einschulung mehrere Wochen bei den Großeltern „zur Erholung" war und als dickes Kind in ihre Familie zurückgekommen ist. Seitdem leidet sie seit mehr als 50 Jahren an Übergewicht, und der Zusammenhang ist ihr erst jetzt bewusst geworden: gleichzeitig wurde ihr jüngstes Brüderchen geboren. Und sie fühlte sich abgeschoben, isoliert von der Familie und alleine, obwohl sie auch gerne bei den Großeltern war.

Ist dieser Konflikt einmal gesetzt, laufen sogenannte **Notprogramme** unbewusst ab, um ein möglichst langes Überleben zu sichern: das erste ist das **Wassersparprogramm**, bei dem die Nierensammelrohre in gesteigerter Aktivität sind und so viel Wasser wie möglich im Körper zurück halten, um der Austrocknung vorzubeugen. Dadurch kommt es neben anderen Symptomen zu Wassereinlagerungen im gesamten Gewebe, damit auch zu einem Gewichtsanstieg und übermäßiger Fettspeicherung.

Gleichzeitig läuft das **Energiesparprogramm** ab: möglichst wenig bewegen, um so viel Energie wie möglich zu sparen und nichts zu verschleudern. Auch das geschieht, um möglichst lange zu überleben. Und jeder Vorsatz zur regelmäßigen Bewegung, ob Fitness, Wandern oder Laufen wird zur Qual, weil die biologischen Notprogramme unbewusst diktieren: sparen, sparen, sparen!!
Zusätzlich entsteht dann noch **Heißhunger**: ob hungrig oder nicht, auf alles Essbare stürzt man sich, vor allem auf Kohlehydrate, die dann zu Fettreserven umgebaut werden, um Polster anzulegen für „schlechte Zeiten". Dies passiert automatisch, um die als schlecht empfundene Zeit möglichst lange zu überbrücken.

Eine weitere Ursache für Übergewicht in unserer Zeit ist mit Sicherheit auch die falsche Ernährung, nach der viele Menschen geradezu süchtig sind. Und obwohl wir dieses Wissen „im Kopf haben" ist eine Vermeidung oder bewusste und gesunde Ernährung für die meisten sehr schwierig. Welche Rolle dabei auch die Medien spielen, erklärt beispielsweise Martin Spitzer:

"Das Entsetzliche an dieser Entwicklung ist, dass nicht die Kinder daran schuld sind, sondern wir Erwachsenen. Wir lassen nicht nur zu, dass unsere Kinder etwa sechs Stunden täglich vor Bildschirmmedien verbringen, obwohl wir wissen, dass dies zu Bewegungsarmut und Übergewicht führt. Wir bombardieren unsere Kinder geradezu mit den falschen Ratschlägen, was das Essen anbelangt. Während des Zeichentrick-Unterhaltungsprogramms an einem typischen Sonntagmorgen sehen Kinder im Durchschnitt alle fünf Minuten einen Nahrungsmittel-Werbespot, und nahezu alle im Fernsehen beworbenen Nahrungsmittel sind ungesund. Eine große amerikanische Längsschnittstudie konnte zeigen, dass es diese an Kinder gerichtete TV-Werbung ist, die für das Übergewicht verantwortlich ist. D.h. wir wissen nicht nur, dass Fernsehen dick macht, wir wissen auch, warum: Kinder lernen sehr schnell, was immer wir ihnen an Inhalten anbieten. Experimente an Kindern im Vorschulalter zeigen, dass diese den Inhalt von Werbespots nach nur wenigen Darbietungen gelernt haben und sich dem Produkt gegenüber entsprechend positiv verhalten. Sie finden es gut und wählen es aus. Wie man seit mehr als drei Jahrzehnten weiß, neigen Kinder auch dazu, bei Produkten zu generalisieren, so dass eine werbebedingte positive Einstellung gegenüber einem Produkt sich auf andere ähnliche Produkte überträgt. Zudem ist bekannt, dass Kinder auch über Medien hinweg generalisieren, so erkennen sie beispielsweise eine Fernsehfigur auf der Schokoladenpackung problemlos wieder."(Digitale Demenz, S. 131)

Verdauungstrakt: Verstopfung und Durchfall

Von Durchfall spricht man bei wässrigen, breiigen und ungeformten Stühlen, die öfter als dreimal täglich auftreten. Natürlich lässt sich nicht jede Erkrankung auf einen biologischen Konflikt zurückführen, so ziehen wir bei jeder Diagnose immer mehrere Ursachen in Erwägung: Durchfall kann durch Vergiftungen oder ungünstige Nahrungsmittelkombinationen ausgelöst werden, z.B. verträgt nicht jeder Rohkost oder Vollkornbäckereien. Auch kann eine grundsätzlich falsche Ernährung die Ursache sein, hierbei denken wir an Gluten- oder Milcheiweißunverträglichkeit. Wenn dies vorliegt, wäre jedoch wieder eine konfliktive Ursache zu überprüfen. Außerdem kann es sich um einen Reinigungsprozess in Form von Giftausscheidung beispielsweise nach Antibiotikagabe handeln.

Bei Konflikten, die den Verdauungstrakt betreffen, sprechen wir von Brockenkonflikten. Und zwar geht es dabei im übertragenen Sinne um „Luftbrocken", die wir entweder nicht aufnehmen oder nicht ausscheiden können, oder bei denen wir Schwierigkeiten mit zerbeißen, einspeicheln, schlucken, verdauen, weiterbefördern und wieder ausscheiden haben. Je nachdem, welches Organ betroffen ist, können wir der Sache auf den Grund kommen.

Beim Magen geht es darum, dass eine Sache nicht verdaut werden kann:
„Ein Patient ist durch Betrug zu Geld gekommen. In einer Gerichtsverhandlung droht die Sache aufzufliegen, so dass er seinen Geldbrocken nicht verdauen kann." (Rainer Körner, Lehrbuch S. 264)

Wenn es darum geht, dass man einen unverdaulichen Brocken nicht verdauen, ausscheiden oder loswerden kann und will, ist die Dickdarmschleimhaut oder auch der Dünndarm betroffen. Normalerweise tritt der Durchfall in der konfliktgelösten Phase als vagotone Reaktion auf, das bedeutet, solange der Konflikt anhält, leidet der Betroffene eher an Verstopfung, wenn er gelöst ist, reagiert der Körper u.a. mit vorübergehendem Durchfall.

Wenn jemand sehr hartnäckige Verstopfung hat, müssen viele Faktoren berücksichtigt werden. Folgendes kann in Frage kommen:
Flüssigkeitsmangel, Bewegungsmangel, Nebenwirkung von Medikamenten, zu wenig Schilddrüsenhormone oder eben ein „Brocken", der nicht weiterbewegt werden kann. Es kann auch eine Sache sein, die unverdaulich im Darm sitzt. An dieser Stelle habe ich einen treffenden Fall einer erwachsenen Patientin:

Fallbeispiel Durchfall

Andrea hatte eine schwierige Operation an der Gebärmutter und im Krankheitsverlauf vorübergehend einen künstlichen Darmausgang. In diese Zeit fielen auch ihre Geschäftsaufgabe und der Umzug in eine andere Stadt. Vorübergehend war sie in einer Behelfswohnung untergebracht und oft wusste sie nicht, wie es weitergehen würde, gerade die Wohnungssuche erwies sich als schwierig. Die Verdauung war monatelang sehr träge. Ihr war auch bewusst, dass sie schwierige Gespräche mit der Familie schwer verdauen konnte, und dann sofort mit Verstopfung reagierte.

Ende Januar konnte sie dann die Wohnung einer Bekannten übernehmen. Diese Bekannte war zum Zeitpunkt des Umzugs nicht anwesend, hatte aber noch viele persönliche Dinge in der Wohnung. Andrea plagte sich mit Gedanken, ob sie auch genügend Platz haben würde und ob alles reibungslos verlaufen würde.

Als die Bekannte dann ein paar Tage später alle Schubladen, Fächer und Schränke räumte und alles in Kartons verpackte, löste sich Andreas Anspannung und sie reagierte prompt mit Durchfall. Andrea kommentierte es selber mit: *„Enorm, wie schnell und umgehend mein Körper reagiert."*

Andrea ist sehr bewusst im Umgang mit sich und ihrem Körper, so konnten wir gemeinsam die Konflikte immer gut erkennen und bearbeiten. Bei Kindern ist das oft nicht so einfach, weil die Reflexionsfähigkeit noch nicht so ausgebildet ist. Doch in der Regel kommt man der Ursache auch auf den Grund.

Wenn nun der Durchfall anhält oder immer wieder auftritt oder sich permanent mit Verstopfung abwechselt, können wir davon ausgehen, dass das Kind an einem biologischen Konflikt leidet, der nicht wirklich in Lösung kommt oder sich immer wieder wiederholt. Wenn es zusätzlich häufig sehr aggressiv reagiert, würde ich nach einem unverdaulichen Ärger-Konflikt suchen. Das kann bedeuten, dass es ständig von den anderen Kindern gehänselt wird, sich nicht wehren kann und keinen Ausweg oder Unterstützung findet. Es wäre auch möglich, dass es sich von einem Lehrer ungerecht behandelt oder benachteiligt fühlt.

Oder es ist eine sehr schwere und gemeine Prüfung zu schreiben, durch die man die Aufnahmeprüfung nicht besteht. Wenn der Konflikt sehr tief sitzt, genügt es oft schon, die entsprechende Person nur zu sehen, schon kommt die Sache in den Sinn und der Darm reagiert.

Zusätzlich gibt es den Darmentleerungsreflex vor einer Prüfung oder einer bevorstehenden unangenehmen Situation. Manche Menschen reagieren in Stresssituationen mit einem nervösen Magen und Durchfall. Diesen Vorgang hat eine Patientin folgendermaßen kommentiert: „Ich habe es zwar nicht so empfunden, aber es hat mir wahrscheinlich auch Angst = Schiss gemacht."

Im Einzelfall gilt es immer wieder genau hinzuschauen und zu hinterfragen, welche Situation dem Kind so schwer im Magen liegt oder was es nicht verdauen kann. Kleine Kinder übernehmen häufig auch unbewusst die Konfliktsituationen anstelle der Eltern.

Mittelohrentzündung

Das Mittelohr wird - wie der Verdauungstrakt - entwicklungsgeschichtlich vom Stammhirn aus gesteuert, deshalb geht es auch hier um sogenannte „Luftbrocken". Also um etwas, das der Mensch nicht hören will, oder etwas, das ihm einen Schock versetzt hat, weil er es gehört hat. Leidet jemand an Mittelohrentzündung, so erkundigen wir uns nach allem, was mit hören zu tun hat: Das Kind möchte etwas hören, was nicht möglich ist, z. B. die Stimme der Mutter. Oder der Schüler hört, wie Gerüchte über ihn verbreitet werden oder der Lehrer schlecht über ihn spricht. Das Gehörte verfolgt ihn dann, er wird es nicht mehr los. Möglich ist auch, dass es um ein Zuviel an akustischen Reizen gehen kann. Denn in der heutigen Zeit sind wir permanent einem großen Geräuschpegel ausgesetzt. Für viele Menschen ist eine Dauerbeschallung durch Radio, Fernsehen oder ständiges Telefonieren normal, gerade die jungen Menschen sind ständig zugestöpselt mit den Kopfhörern. Die Entzündung haben wir auch hier wieder in der konfliktgelösten Phase, also dann, wenn Ruhe einkehrt oder wenn die Situation vorbei und gelöst ist.

Kopfschmerzen und Migräne

Kopfschmerzen treten auch schon bei Schülern häufig im Zusammenhang mit muskulären Nackenverspannungen auf. Ein möglicher Auslöser ist ein Überforderungskonflikt oder das Gefühl, nicht gut genug zu sein. Verspannungen und Verkrampfungen hängen auch generell mit einer verkrampften oder verspannten Lebenshaltung zusammen. Solch eine Sichtweise findet natürlich auch ihre Entsprechung im körperlichen Ausdruck. In der Homöopathie kennen wir das Leitsymptom „Kopfschmerz durch zu vieles Denken", was wiederum auf eine Überforderung schließen lässt. Interessanterweise ist in diesem Falle auch häufig der erste Halswirbel, der Atlas, blockiert oder verrutscht. Sitzt der wieder richtig, kommt der ganze Mensch wieder mehr ins Lot.

Eine andere Ursache für Kopfschmerzen finden wir als Begleiterscheinung bei einer Unterzuckerung (Bauchspeicheldrüse), die durch einen Angst-Ekel-Konflikt oder einen Konflikt-des-sich-Sträubens ausgelöst werden kann:

- Lehrpläne und Unterrichtsfächer samt zugehörigen Proben sind mitunter so widersinnig und lebensfremd, dass sich jeder gesunde Menschenverstand „dagegen sträuben" muss. Manche Zeitgenossen ergeben sich gefügig und gehorsam, doch viele feinfühlige Kinder haben ein natürliches Gespür für Wahrheit, Aufrichtigkeit und Echtheit und rebellieren innerlich gegen alles Unsinnige und Lebensfeindliche.
- Ein Schüler sträubt sich gegen die Hausaufgaben.
- Ein Schüler wird zu etwas gezwungen oder genötigt, was er nicht will oder für widersinnig hält.

Bei diesen Konflikten, die die Bauchspeicheldrüse betreffen, ist auch die Händigkeit des Betroffenen zu beachten, denn ein Rechtshänder reagiert bei manchen Konflikten anders als ein Linkshänder.[10] Über- und Unterzuckerung können schnell wechseln, dadurch ist es schwierig zu erkennen, in welcher Phase sich der Betroffene befindet. Fol-

---

[10] Ausführlich dargestellt im Lehrbuch BioLogisches Heilwissen, S. 71f

gende weitere Symptome untermauern diese Möglichkeit: eine vorübergehende Verwirrtheit, Heißhunger auf Süßigkeiten, Zittern, Hautblässe, Konzentrations- und Bewusstseinsstörungen.

Außerdem können Kopfschmerzen in jeder Heilphase auftreten. Denn in der konfliktgelösten Phase A gibt es auch im Gehirn Wassereinlagerungen, durch diese Raumforderung gibt es einen Druck aufs Gehirn, was sich in Kopfschmerzen äußern kann. Siehe auch 2. BioLogisches Naturgesetz S. 17.

Klagt ein Kind über Migräne, wird es neben anderen Krankheitszeichen meist von einem durchbohrenden, pochenden, pulsierenden, stark hämmerndem Schmerz geplagt, der auch einseitig auftreten kann oder umherwandert.
Bei Migräne können wir beobachten, dass sie sowohl in Sympathikotonie als auch in Vagotonie auftreten kann. Rainer Körner nennt dies eine paradoxe Heilungsreaktion.[11] Als Auslöser kennen wir den Ohnmächtigkeitskonflikt, d.h. man fühlt sich einer Situation ohnmächtig ausgeliefert und weiß nicht, wie man sich verhalten soll. Ein Schüler kann in diese Situation kommen, wenn bei jeder Prüfungssituation trotz vorherigem intensiven Lernens ein Ausnahme-Zustand eintritt und er nicht mehr Herr über sich selbst ist. Das bedeutet, er ist völlig ohnmächtig und weiß nicht, wie er sich in dieser Situation verhalten soll und wie er wieder daraus hervorkommt. Häufig gibt es dadurch Schienen oder Konfliktwiederholungen.
Es kann sich auch um einen Frontalangstkonflikt handeln, das heißt, man weiß nicht, was von vorne auf jemanden zukommt, also z.B. wie die Prüfung sein wird.

Wenn die Migräne von Appetitlosigkeit, Übelkeit und Erbrechen begleitet wird, kann zusätzlich ein Revierärger oder ein Identitätskonflikt beteiligt sein. (wer bin ich, wo ist mein Platz in der Klasse/ in der Familie/ im Leben?)

---

[11] Am gleichen Ort, S. 44f

Um (nicht nur) bei Kopfschmerzen (sondern auch bei allen anderen Erkrankungen) Heilung und Linderung für das betroffene Kind zu erreichen, ist es hilfreich, die auslösende Situation und die Sichtweise des Kindes zu erkennen und zu verstehen. Dann kann man unterstützend eingreifen, wie im letzten Teil ab S. 89 beschrieben. Vor allem wichtig ist ausreichende Bewegung, um Stress abzubauen und den Zuckerstoffwechsel zu harmonisieren. Bei einem Migräneanfall ist in den meisten Fällen absolute Ruhe geboten, denn jede Bewegung verschlimmert die Symptomatik. Sorgen Sie auch dafür, dass das Kind genügend gutes Wasser trinkt. Auch Ruhe und kalte Umschläge auf Stirn oder Nacken oder ein temperaturansteigendes Fußbad in Salzwasser können Wunder wirken.

Bewegungsapparat: mangelndes Selbstbewusstsein und Unsicherheit

Wenn Kinder oder auch Erwachsene sehr unsicher sind und wenig Selbstbewusstsein haben, hängt das mit einem starken Selbstwerteinbruch zusammen. Der oder die Betroffene hat dauernd das Gefühl, dass man seine Leistung nicht bringen kann, dass man ständig überfordert ist, dass man den erwarteten Anforderungen nicht genügt. Man vergleicht sich selbst immer wieder mit anderen oder man wird von außen verglichen und in ein Bewertungssystem gesteckt. Viele haben wiederholt Sätze gehört wie „Du kannst es nicht. Du bist zu dumm. Aus dir wird nie etwas werden." Diese Glaubenssätze wirken jahrzehntelang ungeheuer mächtig. Sie sind im Gehirn gespeichert und jederzeit sofort abrufbar, wenn sie nicht bewusst erkannt und versöhnt werden. So ist dieses mangelnde Selbstbewusstsein zwar eine Verhaltensauffälligkeit oder auch ein Charakteristikum, doch geht dies häufig einher mit körperlichen Entsprechungen wie hängenden Schultern, einem Rundrücken oder einem schleppenden Gang.
Mangelndes Selbstbewusstsein ist im Grunde keine Krankheit, die vom Arzt diagnostiziert wird. Jedoch bin ich in meiner Praxis relativ häufig damit konfrontiert, weil sich diese Kinder in der Schule sehr schwer tun, weil sie häufig nicht akzeptiert werden und sich demzufolge als

Außenseiter fühlen und dadurch ungeheure Probleme haben. Immer wieder beobachte ich, dass mindestens ein Elternteil häufig das gleiche Verhaltensmuster hat und sich das in der Körperhaltung oder in einem schlaffen Händedruck ausdrückt. Dieser Themenkomplex betrifft organisch den ganzen Bewegungsapparat und ist ein sehr umfassendes Kapitel. Körperlich sind dabei vor allem Knochen und Gelenke betroffen, die auf Überforderungskonflikte und Situationen reagieren, in denen man seine Leistung nicht bringen kann oder sich nicht gut genug oder schnell genug fühlt. Der Knochenbau gehört zur härtesten Substanz im Körper und bestimmt die Rangordnung und Leistungsfähigkeit eines Lebewesens. Die Wirbelsäule ist der zentrale Aufrichtungspunkt des Menschen. Der Volksmund kennt viele Sprichwörter, die das ausdrücken. So sagen wir beispielsweise, wir *buckeln vor jemandem*, *er hat sein Kreuz zu tragen*, wir müssen *etwas schultern*, man muss *Rückgrat beweisen* oder jemandem hat es das *Rückgrat gebrochen*, die *Angst sitzt im Nacken* und etwas *macht mir Kopfschmerzen* oder *Kopfzerbrechen*.

Hippokrates, dem antiken Arzt, sind folgende Aussprüche zugeordnet: "Vor allem ist es notwendig, sich über den Zustand der Wirbelsäule zu informieren, denn viele Krankheiten gehen von ihr aus." Oder "Die Wirbelsäule trägt Ursache und Wirkung in sich".

Als Dorntherapeutin habe ich schon lange erkannt, dass die Wirbelsäule umso weniger Probleme macht, je mehr der Mensch in seiner Mitte ist. (Die Methode Dorn ist nach dem Bauer und Sägewerksbesitzer Dieter Dorn benannt, der eine einfache Methode entwickelt hat, um die Beinlängen zu messen und zu korrigieren und „verrutschte" Wirbel wieder in die gesunde Ausgangsposition zu bringen.)

Wenn sich ein Mensch ein Leben lang verbiegen will oder muss, zeigt sich das in der Regal an seinem Bewegungsapparat. Das erklärt auch, warum Konflikte bezüglich des Selbstwertes sich folgendermaßen äußern:

In der konfliktaktiven Phase findet ein Zellabbau statt, bei langandauernder Situation führt dies zum Abbau von Knochensubstanz, der Knochen wird poröser, es findet ein verminderter Stoffwechsel statt, der Betroffene hat jedoch vorerst keine Schmerzen. Wenn sich dies auf ein Gelenk beschränkt, spricht man von Arthrose, betrifft es den ganzen Knochenbau wird dies schulmedizinisch als Osteoporose bezeichnet. Landläufig spricht man dann von einer Abnützung der Gelenke, doch bei genauem Nach- und Hinterfragen erfährt der einfühlsame Therapeut immer, dass ein massiver Selbstwertkonflikt dahinter steht. Der kann sich verkleiden in Aussagen wie „ich bin nicht gut genug, ich bin überfordert oder ich kann meine Leistung nicht erbringen".

Wenn der Konflikt gelöst ist, wird die fehlende Knochenmasse wieder aufgefüllt und in dieser Phase finden wir auch Symptome wie allgemeine Schmerzen, Entzündungen, Bewegungseinschränkung oder speziell Rückenschmerzen, Bandscheibenleiden oder Ischiasbeschwerden und Arthritis. Dies tritt in der Heilungsphase auf, also quasi dann, wenn „eigentlich" schon alles überstanden ist.

Fallbeispiel Minderwüchsigkeit und Skoliose

Caroline kam mit 15 Jahren zu mir in Behandlung, weil sie eine sehr starke Skoliose hatte und minderwüchsig war.

Sie galt als entwicklungsverzögert und besuchte die 6. Klasse der Hauptschule, nachdem sie vorher schon mehrere Jahre in einer Förderschule war. Sie war sehr unsicher und ängstlich, hatte kaum Kontakt zu den Klassenkameraden, ein Ausspruch ihrer Lehrerin war: „Von dem Kind kann man nichts verlangen!"

Caroline glaubte von sich selbst, dass sie keine bessere Note als eine 4 schreiben könne. Nach der ersten Behandlung hatte sie starke Rückenschmerzen bekommen, als Heilungszeichen. Ich hatte sie und ihre Mama darauf vorbereitet, so dass beide zuversichtlich die Therapie fortsetzten. Nach 4 ½ Monaten Therapie war ihr Rücken fast gerade, sie war ein paar Zentimeter gewachsen und schrieb wesentlich bessere Zensuren. Vor allem war Caroline plötzlich sehr beliebt bei ihren Mitschülern und ständig auf Achse.

Kommt es jedoch immer wieder zu Konfliktwiederholungen, können die Schmerzen natürlich chronisch werden oder sich eine Skoliose entwickeln.

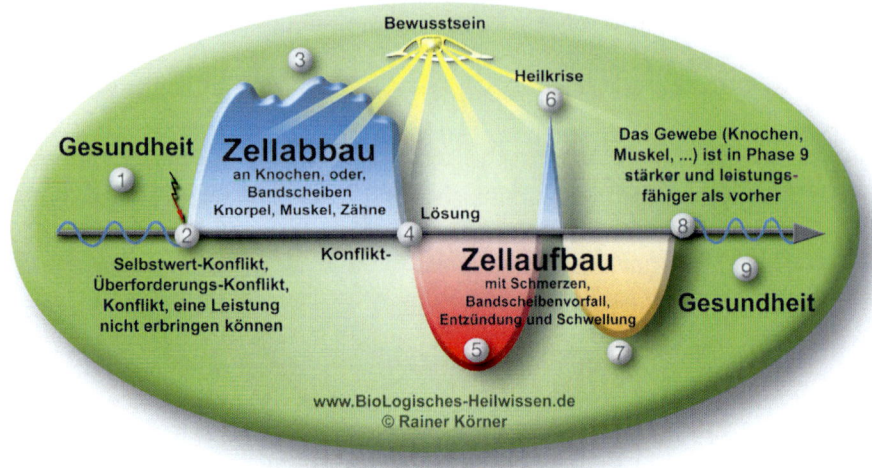

Abbildung 8: Konfliktverlauf vom Bewegungsapparat

In Abbildung 8 sehen Sie den Verlauf einer Erkrankung des Bewegungsapparates. Diese Gewebe werden vom Großhirnmarklager aus gesteuert und reagieren nach diesen Prinzipien.

Wenn die konfliktaktive Phase sehr lange anhält kann auch die Blutbildung im Knochenmark vermindert sein. Dies führt zu einer Verminderung der zirkulierenden Blutkörperchen und kann sich in Blässe, Müdigkeit oder auch Kleinwüchsigkeit äußern. Wir bezeichnen dies dann als Blutarmut oder Anämie. Das erklärt umseitiges Patientenbeispiel zur Blutarmut[12].

Leukämie ist die stärkste Ausprägung dieses Konflikts und tritt in der Heilungsphase auf. Auch dies hängt mit dem Knochenmark und der Blutbildung zusammen und wird von einem Selbstwerteinbruch ausgelöst, der bis ins Mark geht und tief erschüttert. Das bedeutet, dass sich jemand in seinem Lebensbereich absolut ungenügend und mangelhaft

---

[12] Björn Eybl, „Die seelischen Ursachen der Erkrankungen", S. 124

empfindet und meint, eine Leistung nicht bringen zu können oder sich total überfordert und überlastet fühlt.
In dieser Phase wird Knochensubstanz abgebaut, hier tritt eine Leukopenie, also eine Verminderung der weißen Blutkörperchen auf. Ist der Konflikt gelöst, steigen Leukozyten und Erythrozyten wieder sprunghaft an. Weil hier auch noch andere Symptome der vagotonen Lösungsphase dazukommen, wie totale Müdigkeit und Erschöpfung oder vorübergehende Hirndrucksymptomatik, läuten natürlich alle Alarmglocken, obwohl sich der Betroffene schon in der Heilungsphase befindet. Hier herrscht noch ein großer Bedarf an Aufklärungsarbeit.

Fallbeispiel Blutarmut
Der 9-jährige Junge wird mit der Saugglocke zur Welt gebracht. Der Zustand ist kritisch, so dass er nach der Geburt zwei Monate im Krankenhaus bleiben muss. Teilweise ist die Mutter bei ihm, teilweise bleibt er alleine. Als der Bub ein Jahr alt ist, beginnen die Eheleute in Eigenregie ein Haus zu bauen. Jetzt wird er wieder oft weg von seiner Mama zur Oma gegeben.
= generalisierter Selbstwert-Konflikt.
Leider rezidiviert der Konflikt ständig, weil der Bub in die Schule muss. Wochentags hat er meist kalte Hände, am Wochenende werden sie warm. Er will immer bei der Mama im Bett schlafen. Die roten Blutkörperchen und das Hämoglobin sind erniedrigt. (Einschränkung der Blutbildung = Anämie). Außerdem ist er zu klein für sein Alter (Einschränkung des Knochenwachstums).
Die beste Therapie für den Selbstwert des Jungen wäre, dass er immer bei der Mutter sein darf, wenn er will.

Auch **starkes Nasenbluten** kann als eine Ursache mangelnden Selbstwert haben. Ich erinnere mich an mehrere Mitschüler, die davon immer wieder betroffen waren. Ganz besonders ist mir ein Fall in Erinnerung geblieben:
Ein Nachbarsmädchen meiner Kindertage hatte sehr häufig Nasenbluten, was ich nie verstanden habe. Sie war mit ihren Eltern aus Norddeutschland nach Bayern gezogen und im Erwachsenenalter hat sie mir erzählt, wie minderwertig und schlecht sie sich bei uns oft gefühlt

hatte. Sie sprach kein Bayrisch und ist sich oft ausgeschlossen vorgekommen. Sie hatte immer wieder Selbstwerteinbrüche. Nun verstehe ich auch das Nasenbluten: am Anfang der Heilungsphase eines Selbstwerteinbruchs ist das Blut wegen Weitstellung der Blutgefäße und wegen noch verminderter Anzahl der Blutkörperchen dünnflüssig. Das gibt eine verzögerte Blutgerinnung und erhöhte Blutungsneigung.

Konzentrationsstörungen

können sich in verschiedenen Symptomen äußern wie Unkonzentriertheit, Tagträumen, Vergesslichkeit, innerer Unruhe und Unordnung. Mehrere Ursachen können dafür in Frage kommen. Ein paar davon habe ich herausgegriffen. So können sie mit einem Trennungskonflikt zusammen hängen, denn hier gehört das kurzzeitige Vergessen zum biologischen Sinn, um den Trennungsschmerz nicht so stark empfinden zu müssen. Bei einem meiner kleinen Patienten im Grundschulalter sind diese Konzentrationsstörungen immer dann besonders schlimm, wenn sich sein Vater längere Zeit im Ausland auf Geschäftsreise befindet. Natürlich vermisst er seinen Vater sehr, somit hat das Vergessen auch einen Sinn: er empfindet diese Trennung nicht so schmerzhaft. Nur leider ist das nicht nur auf den fehlenden Papa begrenzt, sondern wirkt sich auch in seinen Schulleistungen aus.

Außerdem können Konzentrationsstörungen durch die Schilddrüse ausgelöst werden. Das Schilddrüsenfunktionsgewebe reagiert auf den Konflikt, zu langsam zu sein, zu spät dran zu sein, und dadurch etwas nicht zu bekommen. Durch Konfliktwiederholungen entstehen Entzündungen und Abbauvorgänge, die mit der Zeit zu Schilddrüsenveränderungen führen können. Was wiederum zu einer Unterfunktion führen kann, verbunden mit Müdigkeit, Antriebslosigkeit, Intereselosigkeit, Konzentrationsstörungen. Und auch hier können wir Übergewicht als eine weitere mögliche Folgeerscheinung anführen.
Dieser Konflikt kann zum Beispiel durch eine eingeleitete Geburt gesetzt werden mit der unbewussten Information: man kann mich nicht erwarten, ich bin zu langsam!!

Auch ein **Angst-Ekel-Konflikt** und der **Konflikt des Sich-Sträubens** (man lehnt sich innerlich total gegen eine Sache oder Person auf) können mit eine Rolle spielen, die sich dann in der Funktion der Bauchspeicheldrüse und somit im Zuckerhaushalt äußern. Was wiederum eine negative Auswirkung auf die Konzentration haben kann. Mehr dazu siehe unter „Kopfschmerzen" auf S. 61.

Unbedingt beachten muss man auch **Vergiftungen** und **Schwermetallbelastungen** durch Quecksilber, Formaldehyd, Impfungen usw. Zum Impfen möchte ich an dieser Stelle nur einen Satz sagen: ich finde es unverantwortlich, wenn sich Eltern mit diesem Thema nicht genügend auseinandersetzen. Von der einen – schulmedizinischen - Seite wird uns so viel Angst gemacht, was alles durch das Nicht-Impfen passieren kann und wie man angeblich andere Menschen und Kinder damit gefährdet. Denn das ist ja eigentlich ein hinkender Pferdefuß: wenn es durch Impfungen tatsächlich einen Schutz geben würde, warum hat man dann Angst, dass man sich durch nichtgeimpfte Menschen anstecken könnte? Stimmt da was nicht?

Doch besteht die gleiche Panikmache von den Impfkritikern, wenn mit gleichen Mitteln - doch anderen Inhalten - die Angst vor vehementen Impfschäden geschürt wird. Auch durch diese Angst können Konflikte gesetzt werden.

Darum mein Appell an alle Eltern: **informieren Sie sich gründlich nach allen Seiten und entscheiden Sie aus ihrem gesunden Menschenverstand heraus, ob, wann und gegen was Sie Ihr Kind impfen lassen.**
Es gibt hierzu genügend Literatur, ich verweise auf den empfehlenswerten Dokumentarfilm „Wir impfen nicht"[13], auf Hans Tolzin[14] oder auch verschiedene Artikel in der Kent-Depesche[15].

---

[13] Ein Gemeinschaftsprojekt europäischer Initiativen und Vereine zur Impfaufklärung, www.wir-impfen-nicht.eu
[14] Hans Tolzin Verlag, www.impf-report.de
[15] Mehr wissen – besser leben, Michael Kents Depesche für Zustandsverbesserer www.michalkent.de

AD(H)S

Kennen Sie Michel? Michel aus Lönneberga oder auch den Zappelphilipp? Haben Sie selbst so einen Zappelphilipp daheim? Was zeichnet dieses Kind aus?
Er oder sie ist leicht ablenkbar, ungeduldig, vergesslich, unterbricht andere, platzt ins Gespräch, hat Stimmungsschwankungen und Gefühlsausbrüche, es hat einen starken Bewegungsdrang und Hummeln im Hintern, neigt zu nervösen Handlungen,.. Kurzum alles das, was uns nervt.
Doch gibt es auch die andere Seite, die einfühlende und gewinnende: das Kind lässt sich nicht so leicht in gängige Schemen pressen, es weiß, was es will, hat einen ausgeprägten Gerechtigkeitssinn, ist meist sensibel und feinfühlig,...

Was kann dahinter stecken, wenn wir diese Symptome nach dem BioLogischen Heilwissen betrachten? An dieser Stelle kann ich das nur kurz anreißen und die unterschiedlichen Ursachen skizzieren.

- Mangelnder Selbstwert wird durch Betteln um Aufmerksamkeit, um Anerkennung und um Geliebt-werden kompensiert.

- Ein motorischer Konflikt ist entstanden, indem eine gewollte Bewegung nicht ausgeführt werden konnte oder durfte, z.B. bei einem Streit oder lautem Lärm. Dies äußert sich in unkontrolliertem Bewegungsdrang, Lähmungen, Zuckungen bis hin zu epileptischen Anfällen.

- Bewegungsmangel: anhaltender Stress oder Dauerbelastung setzt u.a. Adrenalin frei, um schnell eine Energie zur Verfügung zu stellen, die (früher bei Flucht oder auf der Jagd) wieder abgebaut und aufgebraucht werden muss. Nicht nur die Kinder sondern auch viele Erwachsene sind einem Dauerstress ausgesetzt und fühlen sich quasi durch Vorgesetzte oder die schulischen Gegebenheiten ständig gejagt und gehetzt, wodurch ständig Stresshormone freigesetzt werden, die aber häufig, u.a.

durch Bewegungsmangel, nicht mehr abgebaut werden können, was zu einer dauernden nervösen Unruhe oder Ungeduld führen kann. Ausreichende Bewegung würde diese Hormone wieder abbauen und das Kind in eine natürliche Entspannung führen.

- Dieses Krankheitsbild kann mit einer unbewussten Botschaft in der Schwangerschaft zusammenhängen. Die Mutter hat bei mangelnden Kindsbewegungen eine tiefe Angst um seine Gesundheit und ums Überleben, weil sie vielleicht früher schon einen Abgang oder eine Totgeburt erlitten hatte. So kommt bei dem Ungeborenen unbewusst die Botschaft an: „Immer aktiv sein, immer bewegen, sonst wird man für tot gehalten!"
- Überaktivität der Mutter in der Schwangerschaft.

- Die Mutter konnte die Schwangerschaft nicht für wahr nehmen. Damit meine ich, sie wollte nicht schwanger werden und hat es lange verdrängt. Dieser oder ein ähnlicher Gedanke kann die Prägung ausgelöst haben: das kann doch nicht wahr sein! Die Bewegung ist somit der Beweis für die Lebendigkeit.
- Hormonelles Geschehen

- Im Gegenzug kann aber während der Schwangerschaft genauso das Gegenteil ausgelöst werden, nämlich ein generelles sich Still-und-ruhig-Verhalten. Besteht beispielsweise die Gefahr einer Frühgeburt, wird diese Angst durch heftige Kindsbewegungen verstärkt. Dann kann beim Kind diese Nachricht ankommen: viel bewegen löst Panik aus und bedeutet Tod, aber ein sich ruhig verhalten beruhigt auch die Mutter und bedeutet „alles in Ordnung", das Leben geht weiter.

Um diesen Ursachen auf die Spur zu kommen, braucht es viel Vertrauen und Einfühlungsvermögen und meist auch Hilfe von außen. Ist die Ursache gefunden, empfehle ich die Übung, die ich auf S. 37 bereits vorgestellt habe, natürlich der Situation entsprechend abgewandelt:

Nehmen Sie sich als Mama – oder auch als Papa - eine ruhige Stunde, ohne Telefon oder Fernseher und schaffen Sie ein vertrauensvolles Klima zwischen sich und Ihrem Kind. Und es ist egal, wie alt es ist. Das verstehen Zweijährige genauso gut wie Zwanzigjährige. Erklären Sie ihm, dass die damaligen Umstände nichts mit dem Kind zu tun hatten, bleiben Sie bei Ihren eigenen Gefühlen. Und versichern Sie immer wieder, dass Ihr Kind so richtig und wertvoll ist, wie es ist! Und die Reaktionen von damals sind überflüssig und nicht mehr notwendig.

Zahnfehlstellungen und Zahnspangen

Zähne reagieren auf Konflikte des Sich-durch-Beißens, eine Sache nicht beißen oder schnappen, einfangen oder zermahlen können oder dürfen. Wenn sich das Kind bezüglich eines dieser Themen unterdrückt fühlt, fühlt es sich natürlich auch minderwertig oder einer Sache nicht gewachsen, somit sind auch hier Selbstwerteinbrüche mit beteiligt.

Jeder Zahn steht in Verbindung zu bestimmten Themen und Organen. Vor allem ist auch die Verbindung vom Kiefer zum Skelett und zur Wirbelsäule wichtig. Auch Beinlängendifferenzen und Beckenschiefstände wirken sich auf das gesamte Kiefer aus. Schon seit Jahren arbeite ich unter anderem erfolgreich mit der Methode Dorn, mit der man Beinlängendifferenzen und Beckenschiefstände korrigieren und „verrutschte" Wirbel wieder in die Ausgangsposition bringen kann. Bei dieser Arbeit bestätigt sich für mich immer wieder, je mehr ein Mensch in seiner geistigen und seelischen Mitte ist, umso gerader ist seine Wirbelsäule. Und solange diese innerliche Aufrichtung nicht möglich ist, was ja auch wieder mit einem gesunden Selbstbewusstsein Hand in Hand geht, umso schwerer fällt es auch, die Wirbel dauerhaft in der richtigen Position zu halten. Und ein schiefes Gebiss findet seine Entsprechung auch immer in einem Beckenschiefstand oder unterschiedlichen Beinlängen. Da scheint es doch viel sinnvoller hier ganzheitlich anzusetzen, den Selbstwert zu stärken und die Wirbelsäule in Harmonie zu bringen, als dem Kind eine Zahnspange zu verordnen.
Doch heutzutage scheint es Mode zu sein, dass fast jedes Kind eine Zahnspange oder Zahnregulierung bekommt. Einer meiner Töchter sollten schon im Alter von 7 Jahren gesunde Milchzähne gerissen und

eine Zahnspange angepasst werden, weil das Kiefer angeblich zu eng war und nicht ausreichend Platz für die bleibenden Zähne sei. Wir haben abgelehnt. Mittlerweile ist sie schon lange erwachsen, hat ein wunderschönes Gebiss (ohne irgendeine Regulierung) und noch keinen einzigen plombierten Zahn. Manchmal braucht es einfach noch Zeit und Geduld, vor allem auf Seiten der Eltern!

Abgesehen davon, dass sich die meisten sogenannten Fehlstellungen sicher auch anders regulieren ließen, sei doch auch die Frage erlaubt, welcher Leidensdruck zusätzlich hinter der ganzen Prozedur steht? Stundenlange Kieferorthopädenbesuche, entfernen und reißen von gesunden Zähnen, Druck und Einengung des gesamten Mundraumes, Sprachstörungen und Schamgefühl des Kindes wegen dem Aussehen oder der schlechten Sprache.

Fallbeispiel Eckzähne

Franz, ein sehr schüchterner Junge, kam mit 13 Jahren zu mir in die Praxis, weil seine oberen Eckzähne quer lagen und so, laut Zahnarzt, nicht durchbrechen können. Deshalb empfahl er, die Milchzähne zu reißen, und über Jahre eine feste Spange zu tragen.

Über die Methode Dorn habe ich seine Beine gleich gestellt, sowie den Beckenschiefstand und die Wirbelsäule behandelt. Vor allem haben wir intensiv an seinem Selbstbewusstsein und seinem Platz in der Familie gearbeitet. Acht Monate später ergab eine Röntgenaufnahme, dass die beiden Zähne nun gerade stehen und ein halbes Jahr später hat die Mama berichtet, dass sie nun durchgebrochen sind.

Eine feste Zahnspange bedeutet eine permanente Krafteinwirkung auf Kiefer und Schädel, sie führt zu Verschiebungen der Zahn-Organ-Verbindungen und engt nicht nur den Mundraum sondern den ganzen Menschen ein. Außerdem können Bracketts, also die Verbindungen der Spange mit den Zähnen, zur Entmineralisation des Zahnschmelzes führen. Wir müssen diese Tatsache unbedingt auch einmal von dieser Seite aus betrachten.

Ein schönes funktionsfähiges Gebiss kann man nicht bestellen, sondern man kann es durch Eigenverantwortung und Eigenleistung erwerben.

„Klassische" Kinderkrankheiten

Wenn wir von Kinderkrankheiten sprechen, denken wir zuerst an die sogenannten „klassischen Erkrankungen", die häufig im Kleinkindalter auftreten. Dazu gehören Masern, Röteln, Windpocken, Mumps, Scharlach, Kinderlähmung, Diphtherie und Keuchhusten.
Fast wie selbstverständlich gehen wir bisher davon aus, dass das Kind- oder auch der Erwachsene - sich bei einer sogenannten Kinderkrankheit an den „bösen Bazillen" ansteckt, die entweder über die Luft oder über Hautkontakt oder Tröpfcheninfektion weitergereicht werden. Da man eine Ansteckung und die Erkrankung unbedingt vermeiden möchte und da uns immer wieder glaubhaft versichert werden soll, wie gefährlich so manche Krankheit sein kann, werden immer wieder Impfkampagnen gestartet.
Dem gegenüber stehen viele glaubwürdige Beobachtungen und impfkritische Aussagen, von denen man das Gefühl hat, dass sie schulmedizinisch oder pharmazeutisch nicht ernst genommen werden. Denn es ist nicht von der Hand zu weisen, dass diese „Erkrankungen" zum Entwicklungsbild und zur persönlichen Reifung des Kindes gehören, indem sie die natürliche Loslösung von der Mutter – im Grunde die Individualisierung des heranwachsenden Kindes - auf allen Ebenen begleiten. Denn dabei geht es nicht nur um körperliche Erscheinungsformen, die sich in Hautreaktionen oder Entzündungen des Atemtraktes äußern, sondern auch um eine geistig-seelische Reifung. Denn wie wir gleich sehen werden, sind bei diesen Kinderkrankheiten meist der ganze Körper und mehrere Organsysteme betroffen, deshalb geht es auch um verallgemeinerte Themen. Diese Reaktionen fallen in eine wichtige Entwicklungszeit, in der der heranwachsende Mensch reift und lernt, wie man miteinander umgeht.
So kann man sich auch vorstellen, dass der „Ausbruch" einer dieser Erkrankungen durch Spannungen oder Konflikte im äußeren Umfeld des Kindes ausgelöst werden kann.

Im Rahmen dieser Abhandlung ist natürlich auch wichtig, ob sich die klassischen Kinderkrankheiten mit dem BioLogischen Heilwissen erklären lassen. Spielt die Ansteckung eine Rolle oder kommen noch weitere Kriterien dazu? Denn eines wissen wir wohl alle, dass das Kind auch eine unbewusste innere „Bereitschaft" mitbringen muss, um zu erkranken. Denn wie ließe sich sonst erklären, dass viele Kinder – trotz intensivem Kontakt mit anderen kranken Kindern - eben doch gesund bleiben? Doch schauen wir zunächst, wie „Kinderkrankheit" definiert ist und was dazu im Brockhaus steht.

„Kinderkrankheiten: Die dem Kindesalter eigentümlichen Krankheiten, hauptsächlich durch das rasche Wachstum des kindlichen Organismus bedingt. Eine Krankheit, die fast ausschließlich im frühen Kindesalter auftritt, ist die Rachitis. Auch Ernährungsstörungen mit Durchfall und Gewichtsabnahme sind im Kindesalter besonders häufig, es besteht eine größere Empfänglichkeit für Erkrankungen der oberen Luftwege als im Erwachsenenalter und eine erhöhte Krampfbereitschaft.
Kinderkrankheiten im üblichen Sinn sind Infektionskrankheiten, die bevorzugt in der Kindheit durchgemacht werden.
Kinderkrankheiten können auch bei Erwachsenen, die bis dahin nicht angesteckt worden sind, auftreten. Das Überstehen einer der genannten Krankheiten schützt in der Regel vor einer Wiedererkrankung, günstigenfalls ist lebenslange Immunität zu erwarten. Trotz Ansteckung kann eine Kinderkrankheit durch stille Feiung (Immunität) ausbleiben. Da Schutzstoffe von der Mutter über die Plazenta auf die Feten im Mutterleib übergehen, besitzen junge Säuglinge z.B. Masern gegenüber einen „Nestschutz", wenn die Mutter diese Krankheit bereits früher durchgemacht hat. Breitangelegte Impfmaßnahmen haben einige Kinderkrankheiten fast zum Verschwinden gebracht, v.a. die Kinderlähmung, teilweise auch Masern, Röteln und besonders die Diphtherie."

Unter Infektionskrankheiten finde ich:
Krankheiten, die durch Infektion entstehen, unabhängig davon, ob sie ansteckend sind oder nicht. Und *Übertragbare Krankheiten, die durch Viren, Rickettsien, Mykoplasmen, Bakterien, Bazillen oder Protozoen verursacht werden. Der Erreger wird in die Blutbahn eingeschwemmt und kann mikrobiologisch nachgewiesen werden. Dazu gehören uncharakteristische Allgemeinreaktionen wie Fieber,*

Abgeschlagenheit, Blutbildveränderungen, Milzschwellung, Kopfschmerzen, gelegentliches Erbrechen oder Benommenheit. Und typische Krankheitserscheinungen nach Lokalisierung des Infektionsprozesses in bestimmten Organen (Exanthem bei Masern, Ikterus bei Hepatitis,..) .

Wir müssen also unterscheiden: einerseits gibt es spezielle Symptome wie Hautausschläge, Wachstumsstörungen, Ernährungsstörungen mit Durchfall und Gewichtsabnahme, Erkrankungen der oberen Luftwege und Krampfanfälle. Dazu haben Sie weiter vorne schon Informationen erhalten, weitere Krankheitsbilder werden gleich im Anschluss beschrieben. Zusätzlich spielen die Mikroben wie Bakterien, Viren, Pilze eine Rolle und außerdem gibt es uncharakteristische Symptome wie Fieber, Abgeschlagenheit, Müdigkeit und Kopfschmerzen. Letztere sind Begleiterscheinungen vieler Krankheitsbilder und wir können sie allgemein der konfliktgelösten Phase als Heilungs- oder Reparaturmechanismen zuordnen. Der Volksmund besagt, dass im Feuer des Fiebers jede Krankheit verbrennt. Deshalb hat Fieber natürlich einen biologischen Sinn und sollte nur in Extremsituationen gesenkt werden. Halten wir uns nochmals vor Augen, dass diese Entzündungszeichen erst in der Heilungsphase, also der konfliktgelösten Phase auftreten. Dann bedeutet dies, dass dem „Krankheitsausbruch" ein konfliktives Geschehen und ein Zustand von Unwohlsein, also eine konfliktaktive Phase vorangegangen sein muss, weil die Entzündungszeichen lediglich Regulationssymptome sind. (Vergleich Kapitel Zweites BioLogisches Naturgesetz S. 17)

Vom 4. BioLogischen Naturgesetz (S. 23) wissen wir, dass Mikroben wie Viren oder Bakterien generell zur Heilungs- und Reparaturphase gehören, weil sie unverzichtbare Helfer sind, die überschüssige Stoffwechselprodukte im Körper zersetzen und abräumen. Aus diesem Grunde werden sie auch gebildet. Natürlich findet man bei vielen Krankheiten diese sogenannten pathogenen Keime, doch ist die entscheidende Frage: werden also diese Krankheitsbilder von den Erregern verursacht? Oder spricht nicht alles dafür, dass diese Mikroben ein Teil vom Heilungsgeschehen sind, wie bei den bisher besprochenen Erkrankungen auch? Wir schauen uns diesen Sachverhalt gleich nochmals genauer beim Krankheitsbild der Masern an.

Wenn wir nun die Ansteckungstheorie in Frage stellen, wodurch werden dann Epidemien ausgelöst?
In unserer Gesellschaft herrscht oft ein Gruppengeist oder ein Massenempfinden, denken wir beispielsweise nur an ein großes Fußballspiel oder ein anderes Sportereignis, bei dem tausende Menschen wie von Geisterhand gesteuert einer gemeinsamen Schwarmintelligenz untergeordnet zu sein scheinen. Auch ist generell der Einfluss der Medien auf die breiten Massen nicht zu unterschätzen, teils werden auch Emotionen von Anführern und starken Persönlichkeiten gesteuert. So empfinden viele Menschen oft ähnliche Situationen gleich und erleiden ähnliche Konflikte, beziehungsweise kommen dann auch gemeinsam in Lösung.
Nach den Kriegsjahren sind sehr viele Menschen an Tuberkulose erkrankt. Dem ging voraus, dass durch die massiven Bombenangriffe und die Gesamtsituation sehr viele Menschen jahrelang in Todesangst um sich selbst oder um andere waren. Vermutlich hat sich fast die gesamte Bevölkerung in Dauersympathikotonie befunden. Im Todesangstkonflikt reagieren die Lungenbläschen mit Zellvermehrung in Phase 3. Der biologische Sinn dabei kann sein, dass der Organismus den Versuch macht, mit mehr Lungenbläschen-Gewebe mehr Luft zur Verfügung zu stellen damit mehr Luft verwertet werden kann. Die Überlebenschance bei einem Luftmangel ist somit größer, weil durch mehr Oberfläche ein besserer Gasaustausch stattfinden kann.[16] Mit dem Kriegsende endete auch die Zeit der Luftangriffe und die Bedrohung in den Luftschutzbunkern. Damit kamen tausende Menschen gleichzeitig in die Lösung dieses Konfliktes. Eine „normale" Heilungsreaktion kann der tuberkulös-verkäsende Abbau durch Tuberkelbakterien sein, was sich in blutigem Auswurf, Bluthusten, Nachtschweiß, Fieber und anderem zeigt und schulmedizinisch als Tuberkulose bezeichnet wird.

Ich denke, dass man auch den Krankheitsgewinn und den Nachahmungseffekt nicht unterschätzen darf, denn viele Menschen ahmen unbewusst und ungefiltert nach, ohne groß nachzudenken. So hatte mir vor ein paar Jahren eine Patientin, die wegen einem Rückenlei-

---

[16] Rainer Körner, Lehrbuch S. 254

den ins Krankenhaus musste, im Nachhinein anvertraut: *„Ich schäme mich dafür, aber insgeheim war ich froh, dass ich endlich auch einmal krank war!"*
Nun nehmen wir ein paar der klassischen Kinderkrankheiten genauer unter die Lupe und machen uns auf die Suche nach der Konfliktzuordnung der entsprechend betroffenen Organe.

Masern

Typische Symptome für diese Kinderkrankheit sind schlechte Laune, aufgeweicht sein, fieberhafter Katarrh der Luftwege und der Bindehaut, Schnupfen, krampfhafter Husten, Lichtscheu, Hautausschlag mit zahlreichen linsengroßen, rundlich roten Flecken an Gesicht, Hals, Brust und Rumpf, die zusammenfließen. Außerdem finden wir sogenannte Koplikschen Flecke in der Wangenschleimhaut. Alles fließt! Das Kind ist verheult, verrotzt, verschwollen!
Weinerlichkeit, vermehrtes Schutzbedürfnis und starkes Verlangen nach Wärme zeigen einen deutlichen Umbruch an.

Was könnte bei Masern nach dem BioLogischen Heilwissen geschehen sein?
Mit dem Hautausschlag ist zunächst die Oberhaut betroffen, sie ist die sensible Grenze des Körpers, an der der Kontakt zu anderen Menschen, Tieren, Gegenständen aber auch Pflanzen erlebt wird. Wenn es also Reaktionen und Veränderungen an der Haut gibt, können wir davon ausgehen, dass dies in Bezug steht zum Kontakt mit unserem Umfeld. Das Kind muss also diesbezüglich einen Trennungskonflikt erlebt haben, der in Lösung gegangen ist. (siehe auch S. 43)
Bindehautentzündung und Schnupfen weisen auf Konflikte hin, bei denen es darum geht, jemanden aus den Augen zu verlieren oder nicht mehr zu wittern oder wahrzunehmen. Der Husten betrifft die Bronchien und deutet auf eine Revierangst hin. Also mehrere Organe sind durch mehrere ähnliche Konflikte betroffen und kommen dann gemeinsam in Heilung.
Dann haben wir die allgemeinen Symptome wie Fieber, Müdigkeit und andere, die wir generell der Heilungsphase zuordnen. Und in

dieser Phase arbeiten ja auch Mikroben, um die Stoffwechselprozesse abzubauen und aufzuräumen.

Wichtig ist es, hier auch die Inkubationszeit zu erwähnen, die für jede Infektionskrankheit genormt ist, und in der sich der *Erreger ohne klinische Erscheinungen im Körper fest setzt.*[17]

Die Inkubationszeit ist die Zeit, die dem Krankheitsausbruch vorausgeht, in der das Kind „angesteckt" wurde, einer Zeit, in der es noch keine Symptome gibt. Ist das tatsächlich so? Wie sind denn Kinder, bevor die Krankheit endlich „ausbricht"? Kommt das aus heiterem Himmel, oder merken wir als Eltern oder Erzieher doch, dass etwas nicht stimmt? Meist ist das Kind vorher schon unleidlich, unzufrieden, launisch und gereizt. Wir sprechen nicht umsonst davon, dass das Kind etwas „ausbrütet". Mit dem Hintergrund des BioLogischen Heilwissens können wir davon ausgehen, dass das Kind sehr wohl in einem konfliktaktiven Zustand ist und massiv beispielsweise unter einer Trennungssituation leidet. Nur ist das leider im Moment oft nicht im Bewusstsein.

Mit dem Ausbruch der Krankheit und dem Erscheinen des Hautausschlags kommt alles ins Fließen und das Kind reagiert mit Fieber, Husten, Schnupfen. Also typische Entzündungszeichen, die wir der konfliktgelösten Phase, der Reparaturphase zuordnen. Das Kind braucht körperliche und viel seelische Wärme, es fordert Aufmerksamkeit und Zuwendung. Die Umgebung braucht viel Verständnis für die Labilität des Kindes, manche Kinder wünschen sich die Mutter ins Bett. Auch das deutet auf einen vorher erlittenen Mangel hin, einen Mangel an Nähe und Geborgenheit (in der konfliktaktiven Phase), der nun wieder aufgeholt werden will.
Wenn wir die BioLogischen Naturgesetze kennen, wissen wir, dass die Oberhaut auf Trennungskonflikte reagiert. Somit liegt die Vorstellung nahe, dass vorher diesbezüglich etwas geschehen sein muss, das im Kind dieses Gefühl des Mangels ausgelöst hat.

---

[17] Der Gesundheitsbrockhaus, 1990

Zugehörige Konflikte können sein:

- Getrennt werden von jemandem oder etwas, z.B. eine beliebte Kindergärtnerin wird krank, als sie wieder gesund ist, kommen die Kinder gemeinsam in Heilung, und Masern brechen aus. Da diese klassischen Kinderkrankheiten meist gleichzeitig mehrere Kinder einer Klasse oder auch Geschwister betreffen, werden wahrscheinlich mehrere Kinder den gleichen Konflikt erlitten haben und gemeinsam oder nacheinander in Heilung gehen. Hier braucht es wohl auch noch viel Forschungsarbeit.
- Berührt werden wollen oder nicht berührt werden wollen.
- Der Opa oder die Oma stirbt.
- Jemanden weg haben wollen
- Totaler Kontaktverlust bei kleinen Kindern
- In halbwachem Zustand wird man aus dem Bett gerissen und muss sich von jemandem trennen
- Jemand verschwindet, während man schläft.
- Generelles Mangelgefühl, zu wenig Zuneigung, Liebe, Zeit,...

Nach dem Ausheilen der Symptome schuppt oder häutet sich die Haut, es geschieht eine Reifung. Wenn man als Eltern diese Zusammenhänge verstanden hat, kann man die Erkrankung viel leichter verstehen und dem Kind die Zeit und Zuwendung zur Heilung und vollständigen Genesung gewähren. Ähnlich ist es bei den weiteren Kinderkrankheiten.

Scharlach

Da ich als Heilpraktikerin alle diese Infektionskrankheiten nicht behandeln darf, habe ich diesbezüglich kaum Patientenerfahrungen. Doch bei den Recherchen fällt folgender Satz aus dem Brockhaus auf: *„Neben der Erregerwirkung wird eine bestimmte Krankheitsdisposition angenommen."* Das ist ja interessant, da gehört also auch nach „offizieller" Meinung mehr dazu als nur Erreger, die durch die Luft schwirren! Das Kind bringt noch eine zusätzliche Voraussetzung dafür mit.

Krankheitserscheinungen und Verlauf:
Normalerweise beginnt Scharlach mit plötzlichem hohen Fieber, begleitet von starken Fieberträumen, Erbrechen, Halsschmerzen, Mandelentzündung, die Zunge ist weiß belegt, nach einigen Tagen hochrot (Himbeerzunge). 1-2 Tage nach Beginn des Fiebers erscheint der feinfleckige „scharlachrote" Ausschlag, meist am Rumpf mit kleinen, dichtstehenden roten Pünktchen, in der zweiten Woche kommt die Abschuppung hinzu, stark an Handtellern und Fußsohlen. Das Fieber ist 3-4 Tage hoch, um dann langsam abzuklingen. Gesichtsformen, die bei Masern verschwommen sind, treten bei Scharlach deutlicher hervor, das Gesicht erscheint viel ausmodellierter.
In einem Ratgeber (Dr. med. H.M. Stellmann, Kinderkrankheiten natürlich behandeln), der mich schon begleitet, seit meine Kinder geboren wurden, finden wir dazu:

Es drängt sich der Eindruck auf, dass die Scharlacherkrankung ihre Notwendigkeit mehr in einer geistig-seelischen Festigung hat.[...].Ich möchte nochmals darauf hinweisen: [...] doch nur das Kind erkrankt daran, das von seiner Gesamtentwicklung her hierfür bereit ist. Diese Vorstellung finden wir auch in der Tatsache bestätigt, dass ein zum Beispiel durch Penicillin unterdrückter Scharlach sich nach wenigen Wochen wiederholen kann. Nicht die Unterdrückung eines notwendigen Entwicklungsprozesses soll unser therapeutisches Ziel sein, sondern die sinnvolle Begleitung des heranwachsenden Menschen in einer Sondersituation, auf die wir durch die Erkrankung aufmerksam gemacht werden. (S. 61 f)

Was passiert bei Scharlach nach den 5 BioLogischen Naturgesetzen oder in welche „Sondersituation" kam das Kind, damit die Erkrankung not-wendig ist? Zunächst ist mit dem Ausschlag die Oberhaut betroffen, deshalb haben wir ähnlich wie bei Masern die Heilungsphase eines Trennungskonfliktes. Siehe auch dortige Konfliktbeispiele. Außerdem kommen die gerötete Mund– und Zungenschleimhaut dazu und die typische Himbeerzunge. Auch diese Symptome sind charakteristisch für die Heilungsphase. Ein Konflikt-Beispiel hierfür könnte sein, dass das Kind unbedingt eine Süßigkeit möchte und nicht bekommt, oder vom Schnuller entwöhnt wird.

Doch ist gerade bei Scharlach folgender Zusammenhang wichtig: wenn ein Kind Antibiotika bekommt, bricht meist innerhalb weniger Wochen die Krankheit erneut aus. Wir wissen ja, dass mit der Medikamentengabe der Konflikt und die Ursache noch nicht gelöst sind. Deshalb auch finde ich es so wichtig, mit den Schulmedizinern zusammenzuarbeiten und ein heilendes Umfeld zu schaffen.

> **Fallbeispiel Scharlach**
> Joseph war seit der 2. Klasse bei mir im Gitarrenunterricht. Er war ein quicklebendiges, aufgewecktes Bürschchen. Doch nach ca 1 ½ Jahren ist mir aufgefallen, dass er über einen längeren Zeitraum ständig müde, interesselos und lustlos war. Als ich die Mama darauf angesprochen habe, erklärte sie mir, dass der Junge gerade zum 7. Mal hintereinander an Scharlach erkrankt sei und jedes Mal Antibiotika bekäme.
> Mein Eindruck war, dass sich Joseph mehr von seiner Mama abnabeln und eigenständiger werden wollte, aber die Mutter dazu noch nicht bereit war und sie das Kind zu stark geklammert und kontrolliert hat.

Wichtigstes Heilmittel gerade bei Scharlach wäre Bettruhe. Doch wer kann es dem Kind heute noch erlauben, drei Wochen krank zu sein? Da geistert zum einen die Angst um, dass es in der Schule zu viel verpasst. Zum anderen ist dies gerade für berufstätige Mütter ein schwieriges Unterfangen, weil sie sich nur begrenzt Fehltage erlauben können. Auch hier wäre ein generelles Umdenken not-wendig.

Röteln, Windpocken

Auch bei diesen Erkrankungen geht es allgemein um das Trennungsthema, weil eine Hautreaktion beteiligt ist. Doch müssen wir auf die Frage, warum ähnliche Konflikte unterschiedliche Erscheinungsformen haben, also was Masern, was Röteln oder was Scharlach und Windpocken genau auslöst – bei allen ist die Haut betroffen – noch nach Erklärungen forschen.

> **Fallbeispiel Windpocken**
> Eine Teilnehmerin in Rainer Körners Seminaren berichtet, dass in der Klasse ihrer Tochter alle Kinder, außer ihrer Tochter, an Windpocken erkrankt waren. Die Lehrerin wurde von allen Kindern – außer der Tochter – sehr gemocht und war längere Zeit erkrankt. Somit hatten alle Kinder – außer der Tochter – einen Konflikt damit.

Kinderlähmung

Bei Kinderlähmung ist genauso wie bei Muskellähmungen oder Multipler Sklerose (MS) oder Amyotropher Lateralsklerose (ALS) ein motorischer Konflikt der Muskulatur beteiligt. Und zwar geht es hier um die nervale und motorische Steuerung der sogenannten quergestreiften Muskulatur, also den Muskeln, die wir willentlich bewegen und steuern können. (Im Gegensatz zur glatten Muskulatur, die ohne unser bewusstes Zutun automatisch funktioniert, beispielsweise die glatte Darmmuskulatur oder die Gebärmuttermuskulatur.)
Der Konfliktinhalt könnte also sein, dass man sich nicht bewegen kann, will oder darf, als entsprechende Redewendungen kennen wir „vor Angst gelähmt" oder „vor Schreck erstarrt". Wenn es die Beine betrifft, kann es sein, dass man nicht entfliehen, wegkommen oder mitkommen kann, oder dass man nicht mehr aus noch ein weiß. In der konfliktaktiven Phase gibt es keine Zellveränderungen, sondern eine Funktionsverminderung der motorischen Nerven, was sich in Muskelschwäche, Leistungsminderung oder Lähmung und Lähmungsgefühl äußern kann. Dadurch kommt der Betroffene sehr leicht in einen Teufelskreis, da durch die Angst vor der Lähmung eine Konfliktwiederholung stattfinden kann.
Von verschiedensten Seiten habe ich dazu schon die Überlegung vernommen, dass bei dieser Symptomatik früher häufig Polio (Kinder-

lähmung) diagnostiziert wurde. Mit dem Rückgang der Polio stieg die Zahl der ALS, MS,...Erkrankten. Somit wäre es der Überlegung wert, ob nicht eine Erkrankung mit ähnlichen Symptomen einfach umbenannt wurde.

Keuchhusten

Ein typischer Keuchhustenanfall zeichnet sich durch kurze harte Hustenstöße mit verlängerter Einatmung aus. Als „Erreger" oder auch Müllabfuhrhelfer (siehe S. 23) finden die Laboruntersuchungen hier ein stäbchenförmiges Bakterium.

Als betroffenes Organ reagiert die Muskulatur vom Kehlkopf (auf einen Schreckangstkonflikt) oder die Bronchialmuskulatur (auf einen Revierangstkonflikt). Diese Hustenanfälle treten vermutlich bei hängender Heilung in Phase 5 oder häufigen Konfliktwiederholungen in der Heilkrise auf (Phase 6), sie haben den Sinn, den Entzündungsschleim abzuhusten.

Pseudokrupp

Diphterie, Krupp und Pseudokrupp sind Erkrankungen des Kehlkopfes, bei denen die Schleimhaut entzündet ist. Zu Diphtherie habe ich keinerlei Erfahrungen und auch nie von einer aktuellen Erkrankung gehört. Doch sehr aufschlussreich finde ich dazu die Aussage im Gesundheitsbrockhaus:

Diphtherie ist epidemiemäßig um 1880 aufgetreten, und kurzes Aufflackern in beiden Weltkriegen. „Die Ursache für ihr Verschwinden ist unbekannt. Da sowohl die aktive Schutzimpfung .[..] als auch die Gabe von Heilserum nur einen individuellen Schutz gegenüber einer schweren Erkrankung verleihen und nicht vor der Erkrankung schützen, kann der Verlauf der Seuchenkurve nicht als Erfolg der Impfungen gedeutet werden. Da die D.-Bakterien noch in der Bevölkerung nachweisbar sind, ohne i.d.R. Erkrankungen hervorzurufen, muss man mit einem Wiederaufflackern [...] rechnen. Deshalb wird empfohlen, an der Schutzimpfung festzuhalten.

Ich denke, hierzu braucht es keinen weiteren Kommentar, hier genügt der gesunde Menschenverstand.

Der Pseudokrupp tritt anfallartig im Kleinkindalter auf und ist von den betroffenen Müttern sehr gefürchtet, weil das Kind in hohe Erstickungsgefahr gerät. Die Kinder erkranken innerhalb weniger Stunden am Abend oder nachts, sie bekommen krampfartige Atemnot, begleitet von bellendem trockenem Husten.

Was geschieht im Körper, wie reagiert er? Und immer wieder wichtig: was ging der Erkrankung voraus?
Betroffen sind hierbei die Kehlkopfschleimhaut, die Stimmbänder, der Kehldeckel und auch die Kehlkopfmuskulatur. Diese reagieren auf einen Schreckangst- bzw. Sprachlosigkeitskonflikt oder Revierangstkonflikt, es kann auch ein Konflikt des Erstickens oder ein Konflikt des Verschluckens beteiligt sein. Solange dieser Vorfall nicht wieder gut bzw. gelöst ist, reagiert das Gewebe mit Zellabbau, veränderter Stimme, Räuspern, auch ohne Symptome bis hin zu Sprachlosigkeit. Nach der Konfliktlösung findet ein Zellaufbau mit den Krankheitsbildern von Pseudokrupp oder auch Keuchhusten und anderem, wie Kehlkopfentzündung oder Stimmbandpolypen statt.

Wenn auch die Muskulatur vom Kehlkopf mitbeteiligt ist, kommt es zu Krampfanfällen in der Heilkrise. Kommt das Kind auf eine Schiene (siehe S. 25) wird das ganze Programm wieder aktiv und es treten Wiederholungsfälle auf.

Rachitis

Obwohl diese Erkrankung heutzutage praktisch nicht mehr vorkommt, geistert sie immer noch als Schreckgespenst durch die Arztpraxen. Deshalb wird empfohlen, den Babys von Geburt an prophylaktisch Vitamin D und Fluoridtabletten zu geben.

Rachitis wird auch als englische Krankheit bezeichnet, weil sie hauptsächlich in englischen Bergkohledörfern aufgetreten ist, in denen ständig Ruß und Rauch über den Siedlungen hing und die Bevölkerung dadurch vom Sonnenlicht abgeschieden war.
Als typische Symptome gelten Knochenerweichung mit O-Beinen, weiche Schädelknochen, eine Übererregbarkeit bzw. Erschlaffung der Muskulatur, ausgeprägte Schweißneigung, vor allem im Nacken und generell eine Abwehrschwäche. Ausgelöst wird dies alles durch einen Mangel an Vitamin-D, das im Körper des Menschen hergestellt wird und dazu Sonnenlicht benötigt.
Die beste Voraussetzung für eine ausreichende Vitamin-D-Versorgung liefern Stillen, tägliche Bewegung in der frischen Luft, Sonnenlicht aufs Gesicht und ein halb geöffnetes Kinderwagenverdeck. Verhindert wird die Bildung von Vitamin D durch die Verwendung von Sonnencremes, da durch den Lichtschutzfaktor die für die Vitamin-D-Bildung wichtige UVB-Strahlung blockiert wird. Dazu gehört auch das Tragen von Sonnenbrillen.

Vermutlich wissen nur wenige Eltern, dass einer medikamentösen Vitamin-D-Gabe auch eine Reihe von Nebenwirkungen zugeschrieben wird: dazu gehören eine allgemeine konstitutionelle Verhärtung des Wesens des Kindes, frühzeitige Gefäßverkalkungen und Störungen der Leber-, Nieren- oder Schilddrüsenfunktion bei hohen Dosen.

Zusammen mit Vitamin D wird häufig auch Fluorid in Form von Tabletten empfohlen. Doch durch zu hohe Gaben treten im Zahnschmelz weiße, quer verlaufende Linien als Hinweis auf eine Zahnverhärtung auf. Es ist wahrscheinlich, dass diese Verhärtung (Elastizitätsverlust) ebenfalls in den Knochen auftritt.

Nicht vergessen darf man auch, dass eine tägliche Tabletteneinnahme eine Normalität vermittelt: Tabletten werden als harmlos und selbstverständlich empfunden.

Neue Kinderkrankheiten

Bei meinen Nachforschungen bin ich auf einen interessanten Artikel von Martina Schmidt, Schulärztin an der Freien Waldorfschule Frankfurt[18] gestoßen. Sie beschreibt, dass sich seit etwa 20 Jahren die Kinderkrankheiten stark verändert haben. Während die klassischen fieberhaften Kinderkrankheiten nur noch selten auftreten, haben Zivilisationskrankheiten wie Fettleibigkeit und Zuckerkrankheit, Allergien, Depressionen und Ängste, sowie Bewegungsunruhe und Aufmerksamkeitsstörungen zugenommen.
Als Quelle gibt sie folgende Studien an:

- 2011 Gesundheitsstudie der DAK und der Leuphana Universität Lüneburg mit 5840 Schülern: jeder 3. leidet an depressiven Stimmungen.

- 2011 Längsschnittstudie AIDA: jeder 5. Jugendliche hat Angst, am nächsten Tag zur Schule zu gehen, jeder 3. macht sich abends im Bett oder auf dem Schulweg Sorgen wegen des Abschneidens in der Schule.

- Allergische Erkrankungen wie Bronchial-Asthma haben in den letzten Jahren zugenommen und jedes 6. Kind leidet heute an Neurodermitis (1960 jedes dreißigste).

- Kaufmännische Krankenkasse: 2004 bis 2007 eine Zunahme der Diagnose ADHS um 50 Prozent.
  2004: 21 von 1000 Jugendlichen betroffen
  2007: 33 von 1000 Jugendlichen, Jungen dreimal so häufig wie Mädchen.

Diese Aussage von Frau Schmidt deckt sich mit meinen Erfahrungen, denn gerade mit diesen Krankheitsbildern, die typisch für das jetzige Zeitalter zu sein scheinen, bin ich auch in meinem Praxisalltag befasst.

---

[18] Martina Schmidt, Neue Kinderkrankheiten und ihre Ursachen, 2012; veröffentlicht unter www.erziehungskunst.de/artikel

Durch unseren gesellschaftlichen Wandel und durch die Änderung in den Familien haben sich die Grundgegebenheiten gründlich verändert. Denn es scheint heutzutage flächendeckend nicht mehr zu genügen, dass ein Elternteil außer Haus berufstätig ist und der andere zuständig ist für die Nestwärme und die Erziehung der Kinder. Leider scheint es die Norm zu sein, dass die Fürsorge und Verantwortung für die Kleinsten schon sehr früh in außerfamiliäre Hände abgegeben wird. Somit treten andere Konflikte und andere Krankheitsbilder auf als noch vor 30 oder 40 Jahren. Für mich schließt sich somit der Kreis, und ich bin hier wieder bei den Krankheiten angekommen, die ich eingangs aufgezählt habe, weil ich als Heilpraktikerin damit konfrontiert bin.

Doch bin ich überzeugt, dass „man" – oder eben „familie" - nicht zwangsläufig bei all diesen modernen Strömungen mitschwimmen muss, sondern dass immer noch Nischen übrig sind, die die einzelne Familie individuell gestalten kann und sich dadurch von dem krankhaften Massen- oder Schwarmbewusstsein zumindest teilweise lösen kann. Denn Frauen, die sich bewusst für die Kindererziehung entscheiden und die ersten Jahre dieser wertvollen Aufgabe hauptberuflich – als Familienfrau – widmen, sind heute Mangelware. Mehr dazu erfahren Sie im letzten Kapitel.

Was brauchen die Kinder der heutigen Zeit für ihre gesunde Entwicklung?

Gehen wir nun im letzten Teil der Frage nach, was Sie selbst, ob als Mama oder Papa, als ein Großelternteil oder als Erzieher oder Lehrer dazu beitragen können, um die Kinder der heutigen Zeit klar, achtsam und liebevoll zu erziehen. Wie können wir sie auf körperlicher, geistiger und seelischer Ebene optimal unterstützen, damit sie zu selbstbewussten, aufrechten Menschen heranwachsen, die glücklich, gesund und zufrieden im Leben stehen?

Ich habe Ihnen nun Zusammenhänge aufgezeigt und Antworten angeboten auf Fragen, die Sie vielleicht noch gar nie gestellt haben. Ich habe Erkrankungen in einen neuen oder anderen Zusammenhang gebracht und Gründe hinterfragt und erforscht. Sicher gibt es immer auch andere Ursachen für Erkrankungen, doch meist lässt es sich nach dem BioLogischen Heilwissen überprüfen und bestätigen. Und vieles ist noch nicht erforscht. Wenn Sie nun ihr eigenes - oder auch ein anderes - Kind vor Augen haben, das mit Symptomen reagiert, die ich vorhin beschrieben habe oder das chronisch krank ist oder „verhaltensauffällig", wie man heute so schön sagt, bleiben Sie optimistisch und verlieren Sie nicht den Mut. Vielleicht sind aber auch Sie selbst betroffen und ein altes Thema aus der Vergangenheit ist wieder aufgetaucht? Niemand kann diese vergangenen Ereignisse rückgängig oder ungeschehen machen. Doch eines ist wichtig:

Wir können dahingehend einwirken, dass ein heftiges oder traumatisches Erlebnis nicht mehr als solches empfunden wird, und wir können daraus lernen und diese Erfahrung nutzen. Vieles, was in der Vergangenheit sehr schwer war und als Drama oder Trauma empfunden wurde, kann gelöst und geheilt werden, dazu verfüge nicht nur ich über eine Reihe wirkungsvoller Therapien. Manchmal genügt schon das Erkennen und Bewusstwerden, doch oft braucht es eine veränderte Sichtweise und eine Verhaltensänderung, sowohl beim Kind als auch den Eltern. Scheuen Sie sich nicht, die Hilfe eines erfahrenen Therapeuten in Anspruch zu nehmen.

Für mich war es eine wichtige Erkenntnis, dass die Vergangenheit nicht rückgängig oder ungeschehen gemacht werden kann, doch wir können auf diesen Erfahrungen und auch Verletzungen aufbauen und daraus lernen. Wir können die vergangenen Ereignisse quasi verrotten lassen und kompostieren, somit düngen und nähren sie die Gegenwart und Zukunft. Bei aller Angst und Sorge um eine solide Aus- und Schulbildung, um gute Noten und einen ausgezeichneten Abschluss und bei allem Bemühen, dass das Kind am besten gefördert wird, dürfen wir eines nicht vergessen: die kindlichen Bedürfnisse!

Und dem wollen wir nun nachgehen. Was können Sie selbst verändern, als Mama, als Papa, aber auch als Oma oder Opa, als Lehrer und Erzieher, oder als Nachbar, Gruppenleiter oder Verwandter, damit es dem Ihnen anvertrauten Kind gut geht und dass es gesund reifen und wachsen kann? Was können Sie beitragen, damit das Kind gewappnet ist und mit den konfliktiven Situationen, denen es in unserer heutigen Zeit allein schon durch die Gesellschafsstruktur ausgesetzt ist, locker und leicht und wie selbstverständlich umgehen kann?

Sicher gibt es hierauf keine pauschale Antwort, denn jedes Kind ist anders und jede Familie hat andere Bedürfnisse. Doch ich möchte sie ermuntern, nun dem nachzuspüren, was Sie den ihnen anvertrauten Kindern geben können, um sie zu selbstbewussten Menschen zu erziehen. Denn außer dass sich die Eltern um äußere Bedürfnisse wie Nahrung, Kleidung, Wohnraum, Förderung und Bildung kümmern, sind sie auch für das Wachsen und Reifen der Seele und die geistige Entwicklung verantwortlich. Das geschieht nicht durch Leistung und Druck, sondern mit Ruhe, Aufmerksamkeit und Anerkennung, Wärme, Vertrauen und Liebe.

Gehen Sie jetzt gedanklich zurück in Ihre eigene Kindheit samt den Kindheitserinnerungen:
- ➢ Wo waren Sie selbst lebendig, glückselig, unbeschwert?
- ➢ Welches Erlebnis mit Mutter oder Vater oder einer anderen Bezugsperson ist Ihnen über all die Jahre in guter Erinnerung geblieben?
- ➢ Was war Ihr Lieblingsspielzeug?

Und wenn Sie sich nun ihre Antworten anschauen: Ihnen fallen sicher vor allem die Tatsachen und Ereignisse ein, die Sie selbst geprägt haben und Ihr heutiges Wertesystem beeinflusst und geformt haben. Und selbst die Erlebnisse, die wir am liebsten vergessen oder weghaben wollen, haben uns doch nachhaltig geformt.

Jetzt schwenken Sie wieder in die Gegenwart und schauen auf das Ihnen anvertraute Kind. Mit wenigen Monaten kommt es in die Kinderkrippe, anschließend in den Kindergarten, die Einschulung findet immer früher statt. Hort, Freizeitgestaltung, Ferienpässe, außerschulischer Musik-, Tanz-, Sport- und Reitunterricht sorgen für einen strukturierten und ausgefüllten Terminkalender. Taxi-Mama ist pausenlos im Einsatz. Wo bleiben da Kreativität, Zeit für spontane Aktionen, Zeit zum Kind-sein?

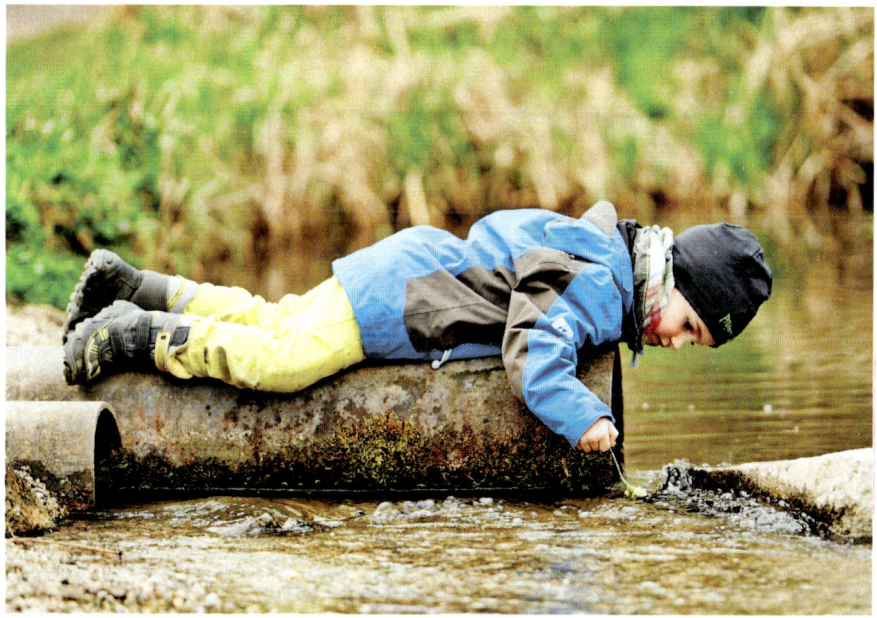

Aus vielen Gesprächen mit Eltern über Jahrzehnte konnte ich folgende Beobachtung machen: Viele Eltern legen ihr Hauptaugenmerk auf das, was sie an den Kindern stört, was unvollkommen ist und was sie als mangelhaft empfinden. Dabei vergleichen wir uns und unsere Kinder immer mit den anderen. Warum nur? Jeder Mensch ist doch einzigartig, was hilft da jeglicher Vergleich? Noch dazu, wenn wir uns dabei nur auf die Fehler und Defizite konzentrieren. Unserem Kind hilft es nichts, wenn wir es in ein Schema pressen und mit allen anderen uniform machen wollen.

Halten wir hier noch einmal kurz inne. Gönnen Sie sich eine Minute der Stille und nehmen Sie Ihr Kind, Ihre Kinder mit allen Sinnen und ohne Bewertung in Gut oder Böse wahr. Beantworten Sie sich folgende Fragen und seien Sie bitte ehrlich zu sich selbst:
- ➢ An was messen Sie Ihre Tochter oder Ihren Sohn?
- ➢ Was freut Sie an Ihrem Kind?
- ➢ Wie geht es Ihrem Kind wirklich? Was hat es für Bedürfnisse?

Bevor ich gleich meine persönlichen Gedanken und Ansichten mit Ihnen teile, zitiere ich Jean Liedloff. Sie beschreibt in ihrem Buch „Auf der Suche nach dem verlorenen Glück" ihre Erfahrungen im Dschungel von Venezuela mit den Yequana-Indianern und kommt zu folgendem Schluss:

„Wie wir gesehen haben, steht sowohl mehr als auch weniger Unterstützung, als ein Kind fordert, seinem Fortschritt entgegen. Initiativen von außerhalb oder unerbetene Führung bieten ihm daher keinen positiven Nutzen. Es kann keinen größeren Fortschritt machen als den, welchen die eigenen Motivationen einschließen. Die Neugier des Kindes und sein Wunsch, selber Dinge zu tun, bestimmen seine Fähigkeit zu lernen, ohne irgendeinen Teil seiner Gesamtentwicklung aufgeben zu müssen... Der Preis, den ein Kind dafür zahlt, dass es zu dem geführt wird, was seine Eltern für es (oder für sich) als das Beste erachten, ist die Beeinträchtigung seiner Ganzheit... Dem Kind ein Beispiel oder Vorbild zu bieten, geschieht im Idealfall nicht ausdrücklich, um es zu beeinflussen, sondern heißt lediglich, sich normal zu verhalten: dem Kind keine besondere Aufmerksamkeit zu schenken, sondern eine Atmosphäre zu schaffen, in der man sich vor allem um die eigenen Angelegenheiten kümmert; von dem Kind nimmt man dabei nur Notiz, wenn es

dies braucht, und auch dann nicht mehr als notwendig. Ein Kind, welches das Getragen werden vollständig erfahren hat, wird es nicht nötig haben, über seine körperlichen Bedürfnisse hinaus um Aufmerksamkeit zu betteln; denn es wird nicht, wie die Kinder, die wir unter zivilisierten Umständen kennen, irgendwelche Bestätigung benötigen, um sich seines Daseins oder seiner Beliebtheit zu versichern." (Jean Liedloff, S. 110)

Das heißt doch nichts anderes, als dass unser Kind selbst bestimmen möchte, was es wann lernen möchte und wo seine Interessen liegen. Und dass es in seiner Entwicklung gestört wird durch unsere geplante und schulische Einheitserziehung. Diese Aussage ist wohl ein „harter Brocken" und muss erst verdaut werden, denn wir meinen es ja sooo gut mit unseren Kindern. Doch wenn das stimmt:

Was also brauchen die Kinder für ihre gesunde Entwicklung in unserer Gesellschaft?

Was sind die bestmöglichen Rahmenbedingungen, um Kinder so zu stärken, dass die beschriebenen Konflikte oder Konfliktschocks keinen großen Nährboden finden?

Schwangerschaft

Ich möchte jetzt ziemlich weit vorne anfangen, nämlich in der Schwangerschaft. Diese Zeit sollte sich jede Frau bewusst so schön und natürlich wie möglich gestalten und jeden zusätzlichen Stress und jede Aufregung vermeiden. Denn ich habe Ihnen im ersten Teil geschildert, wie stark das Ungeborene alle Gefühle, Ängste und Aufregungen der Mutter wahrnimmt, auf sich bezieht und speichert. Auch wenn für Sie vielleicht die Zeit des Gebärens schon vorbei ist, werden Sie irgendwann (so wie ich) selber „omareif" oder sind mit werdenden Mamas in Verbindung. Und wenn Sie da einen gesunden Standpunkt und eine natürliche Anschauung vertreten und vor allen Dingen vorleben, wirken Sie auch glaubhaft. Und vielleicht können dann auch wieder sehr viel mehr junge Frauen wirklich „guter Hoffnung" sein. Wohlgemerkt:

eine Schwangerschaft an sich ist keine Krankheit, sondern ein ganz besonderer Abschnitt im Leben der Frau.

Die meisten Frauen sind begeistert, weil sie auf dem Ultraschallbild einen visuellen Beweis von ihrem Baby haben. Dadurch meinen sie, einen Kontakt zu ihrem Kind herstellen zu können. Jedoch verweist uns die Zeit der Schwangerschaft wieder auf ganz andere Qualitäten, die wir vielleicht im Alltag verlernt haben. Verlassen Sie sich wieder auf das Fühlen und innere Spüren, streicheln und wiegen Sie ihren Bauch, nehmen Sie eine stille und innere Kommunikation mit dem noch unbekannten und doch schon so vertrauten Wesen auf. Beschreiben Sie ihm die Welt und ihre Gefühle, und wenn Sie selbst einmal Aufregungen ausgesetzt sind oder in angstvollen Situationen sind, beruhigen Sie ihr Kind und erklären ihm, dass dies absolut nichts mit ihm zu tun hat. Somit bereiten Sie auch sich selbst auf diese Zeit nach der Geburt vor, denn im Umgang mit einem Neugeborenen braucht es viel Intuition und Einfühlungsvermögen.

Und wenn Sie sich für Ultraschall entscheiden, achten Sie darauf, nicht mehr als zwei oder maximal drei Untersuchungen durchführen zu lassen, und auch nicht vor Abschluss der achten Schwangerschaftswoche. Und an dieser Stelle nochmals ein Zitat:

„Nirgendwo sonst auf der Welt wird so häufig wie in Deutschland mit Ultraschall untersucht. Ein Teil der überzähligen Ultraschalluntersuchungen muss wohl auch auf die Unsicherheit der Frauenärzte zurückgeführt werden. Mitunter kann eine Hebamme mit ihren Händen klären, was ein am Ultraschall geschulter Arzt nur noch durch den Schallkopf erfährt." [19]

Jeder werdenden Mama ist wohl am meisten gedient, wenn sie sich von einer erfahrenen Hebamme ihres Vertrauens beraten lässt, es gibt mittlerweile viele Geburtshäuser und Zentren, auch Frauenärzte vermitteln Adressen.

---

[19] Prof. Rott, H.D „Sorgloser Umgang mit Ultraschall", FAZ Nr. 206, 4.9.1996)

Geburt

Wahrscheinlich wird heute generell zu viel Aufregung und Aktionismus um das Geburtsereignis gemacht. In meinen Augen wäre es wirklich wünschenswert, wenn es wieder „normal" wäre, dass sich jede werdende Mama mit einer natürlichen Spontangeburt anfreunden und auseinandersetzen würde. Natürlich sollte, wie in allen andern Fällen auch, die Verantwortung bei den Eltern liegen. Doch es ist schon bequem, wenn man diese an Arzt oder Hebamme abgeben kann. Zu einer selbstbestimmten Schwangerschaft und Geburt gehört, dass sich die Eltern frühzeitig informieren, um eine möglichst ideale Geburtsumgebung zu schaffen und sich auf einen eventuellen notwendigen Eingriff verantwortungsvoll vorbereiten zu können. Denn wie wir gesehen haben, ist gerade auch der Umstand der Geburt für das Kind ein wichtiger Start ins Leben. Sie können als Eltern nicht alles kontrollieren und bestimmen. Vertrauen Sie darauf, dass das Kind zum richtigen Zeitpunkt seinen Weg ins Leben antritt.

Dazu habe ich noch eine lustige Anekdote aus meiner eigenen Gebärzeit: bei der dritten Geburt habe ich mir – endlich – selbstbestimmte Gedanken gemacht und eine Liste vorbereitet, wo ich genau festgelegt habe, was ich will oder nicht. Die damals noch sehr junge Hebamme hatte mir danach erzählt, dass dies für sie sehr viel einfacher sei, wenn die jungen Mütter wissen, was sie wollen. Als sie mich dann knapp zwei Jahre später auch beim vierten Kind entbunden hat, war ihre Begrüßung: „Grüß Gott, schön, dass Sie wieder bei uns sind. Wollen Sie es wieder so haben wie letztes Mal?"

Und wenn das Kind dann endlich da ist, ist es so wichtig, dass die Mama für ausreichenden Hautkontakt sorgt, für Anerkennung, Fürsorge und ausgiebiges Getragenwerden, wie es Jean Liedloff so schön beschreibt. Machen wir dazu einen Ausflug zu den Yequana-Indianern im Dschungel von Venezuela. Jean Liedloff´s Buch „Auf der Suche nach dem verlorenen Glück" hat mich als junge Mutter schon begeistert und stark geprägt. Jean Liedloff ist fasziniert von dem offenkundigen Glück der Indianer und versucht, die Ursachen dieses harmonischen Zusammenlebens herauszufinden. Das Auffälligste ist: die kleinen Babys werden von Geburt an ununterbrochen getragen, sie sind in ständigem Hautkontakt mit der Mutter, bis sie zu krabbeln und laufen beginnen und von selbst aus ihre Grenzen, ihr Revier erweitern. Ich zitiere aus ihrem Buch:

> *„Die Kinder werden von Geburt an überall mithin genommen. Noch ehe die Nabelschnur abgefallen ist, ist das Leben des Säuglings bereits voller Anregungen. Meist schläft er, doch schon im Schlaf gewöhnt er sich an die Stimmen seiner Angehörigen, an die Geräusche, die mit ihren Handlungen verbunden sind, an die Stöße, Püffe und unerwarteten Bewegungen, an unerwartetes Anhalten, an Gehoben- und Gedrücktwerden gegen verschiedene Körperteile, während der Mensch, in dessen Obhut er sich befindet, ihn wie seine Tätigkeit oder Bequemlichkeit es erfordert, hin und her schiebt. Er gewöhnt sich an den Rhythmus von Tag und Nacht, an die Veränderungen von Stoffen und Temperaturen an seiner Haut und an das sichere, „richtige" Gefühl, gegen einen lebenden Körper gehalten zu werden. Sein dringendes Bedürfnis, sich dort zu befinden, würde ihm erst dann je bewusst werden, wenn man ihn von seinem Platz entfernte...*
> *Er fühlt sich "richtig", daher hat er nur selten das Bedürfnis, durch Weinen etwas zu signalisieren oder irgendetwas anderes zu tun als zu saugen, wenn er Lust dazu verspürt, und die Befriedigung des Saugreizes zu genießen; ebenso den Reiz und die Befriedigung des Defäkierens. Ansonsten ist er damit beschäftigt, zu lernen, wie es ist, am Leben zu sein."* (Jean Liedloff, S. 67)

Jedes Mal beim Lesen dieses Absatzes verspüre ich ein innerliches tiefes Aufatmen und eine Befreiung. Es fühlt sich leicht und einfach an, wenn wir den natürlichen Rhythmus und die Bedürfnisse des Kindes beachten und nicht alles und jeden in ein Einheitsschema pressen und durch unsere Vorstellungen und Erwartungen manipulieren. Da war dieses kleine Wesen neun Monate ununterbrochen in engem Kontakt mit der Mama, Tag und Nacht hat es ihren Herzschlag gespürt und dann soll es von einem Moment auf den anderen allein in einem Bettchen liegen, isoliert und getrennt von der Mama. Wie soll es das verstehen? Vergessen Sie das Märchen vom krankmachenden „Verziehen und Verzärteln", sondern befriedigen Sie rechtzeitig die einfachen Bedürfnisse Ihres Babies ausreichend und es wird sich automatisch und auf natürliche Weise von Ihnen lösen.

Stillzeit

Zu der Bedürfnisbefriedigung eines Säuglings gehört selbstverständlich auch das Stillen. Vor ungefähr 30 Jahren hat sich eine Welle ausgebreitet, die für Stillen und „Rooming-in" geworben hat und die Natürlichkeit der Mutter-Kind-Bindung wieder in den Vordergrund gestellt hat. Doch scheint diese Bewegung in den letzten Jahren leider wieder rückläufig zu sein. Zu viele junge Mütter fürchten um ihre Unabhängigkeit und lassen sich von der breiten Medienmeinung verunsichern, so dass mehrmonatiges Stillen heutzutage keine Selbstverständlichkeit mehr zu sein scheint.
Gerade kürzlich hat mir eine junge Mutter erzählt, dass sie sich von neuesten „Studien" hat verrückt machen lassen, demzufolge man nun wieder früher abstillt, wegen der Allergiegefährdung. Weil sie gerade ein Stilltief hatte, kam ihr diese Botschaft recht und sie hatte kurzerhand abgestillt. Nun bereut sie es sehr, weil ihr Sohn darauf wochenlang einen Entwicklungsstop hatte und nicht mehr zugenommen hat.

Setzen Sie sich für das Stillen ein, das ist die beste Vorsorge, die man einem Kind geben kann und bringt nur Vorteile:
Das Kind bekommt Antikörper und ein stabiles Immunsystem, es ist in ständigem Hautkontakt mit der Mutter und vermeidet dadurch den Trennungskonflikt. Stillen ist praktisch, unkompliziert, benutzerfreundlich, immer steril, kostengünstig, es wirkt sich positiv auf die Verdauung des Babys aus und unterstützt die Mama bei der Gewichtsreduzierung.
Die Saugbewegung beim Stillen wirkt sich positiv aus auf die Entwicklung der Kieferform und die Nasenatmung. Durch diese bekommen alle Muskeln im Kopf- und Halsbereich einen Impuls, was wiederum Auswirkungen auf die Wirbelsäule und den ganzen Organismus hat. Und somit auch wieder im Zusammenhang steht mit einem gesunden Gebiss und geraden Zähnen.

Vor allem ist Stillen äußerst positiv für eine stabile Mutter-Kind-Bindung. Ich bin überzeugt, wenn der Säugling ausreichend Wärme, Fürsorge, Aufmerksamkeit, Ausgewogenheit, Nähe und Liebe der Mama bekommt, fällt die spätere Ablösung umso leichter.

Natürliche Bindung und Ablösung

Es ist sehr wohl not-wendig, dass gesellschaftliche und politische Rahmenbedingungen geschaffen werden, damit sich das Kind in Krippe, Kindergarten oder Schule wohlfühlt und zu gesundem Menschenverstand und selbstbewusster Lebenshaltung erzogen wird. Dazu gehören auch eine gesunde Mediennutzung und verträgliches Konsumverhalten etc. Mir ist sehr wohl bewusst, dass ein komplettes Medienverbot die Kinder zu Außenseitern machen und neue Konflikte setzen würde. Darum geht es nicht! Doch eine stabile und überzeugende Haltung der Eltern schafft eine natürliche und dauerhafte Bindung, was sich wiederum auf alle anderen Bereiche positiv auswirkt.

So muss als allererstes eine starke Bindung zwischen Mutter oder auch Vater und Säugling aufgebaut werden, damit sich das größere Kind dann wie selbstverständlich von den Eltern ohne schlechtes Gewissen lösen kann. So plädiere ich für eine natürliche stufenweise Trennung und natürliche Abgrenzung von der Mama, die überwiegend vom Kind selbst bestimmt wird. Je mehr es sich bei der Mama geborgen und sicher fühlt, je inniger es diese Nähe auskosten und ausleben kann, umso zuversichtlicher wird es auf andere Menschen zugehen und umso eher und leichter wird es sich schrittweise lösen. Und das wird jedes Kind in seiner eigenen Geschwindigkeit und seinem eigenen Rhythmus durchführen. Die Trennung und Lösung findet allmählich statt und beginnt mit der Geburt und der Durchtrennung der Nabelschnur. Die nächste Stufe erfolgt mit dem Abstillen, dann kommt der Eintritt in den Kindergarten und schließlich Schulbeginn und Pubertät. Mit jedem Loslassen von unserer Fürsorge geben wir dem Kind ein Stück mehr Selbstverantwortung und Selbstvertrauen. Wenn wir es zu früh von uns wegstoßen oder aus dem Nest werfen, legen wir den Grundstock für eine krankhafte Abhängigkeit oder Verschmelzung, weil das Bedürfnis nach Nähe und Zuwendung nie ganz befriedigt wurde. Doch andererseits kann es natürlich auch krankhaft sein, wenn das Kind sich zu lange und zu fest an die Mutter oder den Vater bindet. Relativ häufig arbeite ich mit erwachsenen „Kindern", die sich ein Leben lang für die kranke Mama verantwortlich fühlten und aufopferten und damit ihr eigenes Leben oder ihre Partnerschaft oder Ehe massiv vernachlässigten. Hier hat nie eine gesunde Abgrenzung oder Distanzierung stattgefunden, als Folge davon reagiert der Mensch mit körperlichen oder psychosomatischen Erkrankungen.

So macht es sicher Sinn, dass das Kind möglichst lange bei der Mama oder einer anderen Bezugsperson bleiben kann, weil viele Kinder mit Krippe oder Kindergarten einfach überfordert sind. Doch auch hier kann man nicht generell sprechen, aber wenn Mutter und Kind wochenlang jeden Morgen bei der Trennung im Kindergarten weinen, dann ist das nicht normal. Und in vielen Fällen wäre es für alle Beteiligten besser, wenn der Besuch einer öffentlichen Einrichtung nochmals ein halbes oder sogar ganzes Jahr nach hinten verschoben würde. Sicher gibt es viele alleinerziehende Mütter, die gar keine andere Wahl haben, weil es wirtschaftlich nicht anders möglich ist. Ich spreche nicht von diesen Fällen, in denen tatsächlich nicht anders gehandelt werden kann. Denn es ist erwiesen, dass in diesen Situationen andere Wirkkräfte arbeiten und diese Kinderseelen sehr wohl die Notwendigkeit spüren und keinen Schaden erleiden. Denn jeder Konflikt bringt auch seine positiven Fähigkeiten hervor. Ausführlich erklärt dies Rainer Körner in seinem Buch „Warum wir sind, wie wir sind!"

Natürlich spielen Kinder manchmal auch mit uns, sie testen ihre, beziehungsweise unsere Grenzen aus und schauen, wie weit sie gehen können. Das können mitunter richtige Machtspiele sein. Denn es kommt natürlich auch vor, dass ein Kind „Zeter und Mordio" schreit, wenn die Mama weggehen will, aber kaum ist die Türe zu, spielt es vergnügt mit den anderen Kindern. Meist leidet in diesen Fällen nur die Mama, weil sie mit schlechtem Gewissen weggeht.
Dann liegt es an der Weisheit der Eltern, dies zu erkennen und andere Wege zu beschreiben. Kinder sorgen immer wieder für Überraschungen, doch umgekehrt können die Eltern genauso für

Überraschungen sorgen und dadurch den kleinen Kämpfer entwaffnen.

Gemeinsam verbrachte Zeit

Nehmen Sie sich vor allem Zeit für Ihr Kind. Das ist meines Erachtens das wichtigste Geschenk in „unserer Zeit" überhaupt. Eine Aussage von Thich Nhat Hanh, einem großen Weisheitslehrer, hat mich vor Jahren sehr geprägt. Damals hatte ich gelesen, dass es ein großes Drama unserer Gesellschaft sei, dass wir unsere Tage immer so akribisch genau einteilen. Es gibt eine Zeit für Arbeit, für Essen, für Hausaufgaben oder Putzen, für Freunde, für Einkaufen,... Und dabei jammern wir immer, dass uns die Zeit davonläuft und uns gestohlen wird. Um hier den Standpunkt zu verändern, und Herr oder Frau über sich selbst zu sein, empfiehlt er, wir sollen ganz einfach jede Zeit als unsere persönliche Zeit sehen, beispielsweise auch das Geschirrspülen. Dabei kommt es auf unsere Gedanken und die innere Haltung an, die wir dabei haben. Viele Menschen lieben einfache und simple Tätigkeiten,

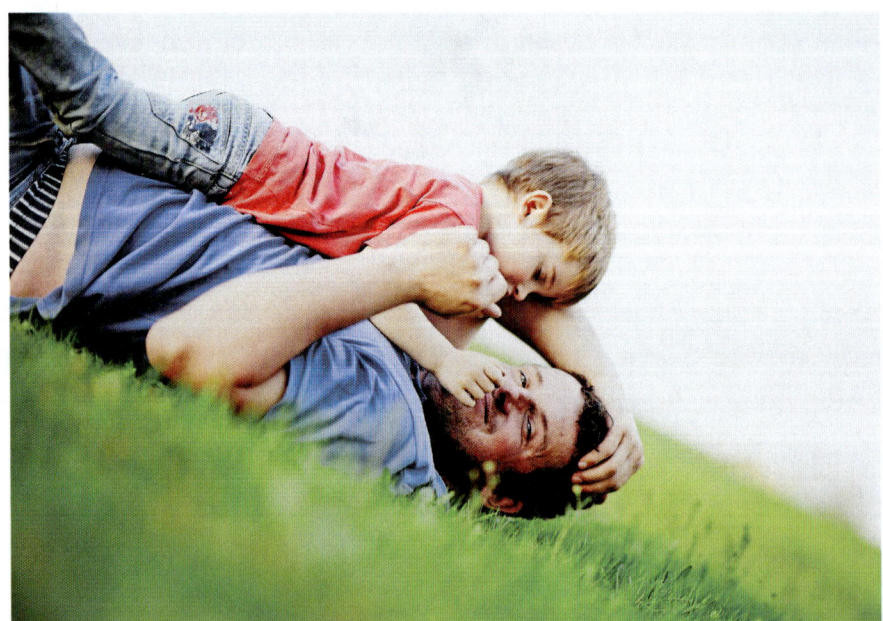

weil dies für sie wie eine Meditation ist, die ruhig macht und zur Mitte führt. So bleiben wir selbst in der Einheit und kommen nicht in die Trennung. Und somit haben wir jede Minute die Verantwortung dafür, wie wir die eigene Zeit füllen und gestalten.

Nun betrachten Sie ganz objektiv die Zeitspanne, die Sie täglich zusammen mit ihrem Kind verbringen: mit welchen gemeinsamen Tätigkeiten ist diese gefüllt? Gemeinsame Mahlzeiten, Autofahrten, Hausaufgaben, Spazierengehen, Spielen, ... Und welche Grundstimmung herrscht jeweils vor? Hiermit mein ich: sind die Mahlzeiten geprägt vom Fernseher, der nebenher läuft, von Streitereien, Erzählungen aus Schule oder Kindergarten oder vom gemeinsamen Lachen? Ist Ihnen irgendetwas am gemeinsamen Tun lästig? Und wenn ja, warum? Wie viel Zeit verbringen Sie mit mühevollen Hausaufgaben? Und warum ist das so mühevoll? Auf was freuen Sie sich besonders? Wo hängen ihr eigenes Herz dran und ihre Vorlieben? Und wie können Sie das mit ihrem Kind teilen und so die gemeinsame Zeit positiv nutzen?

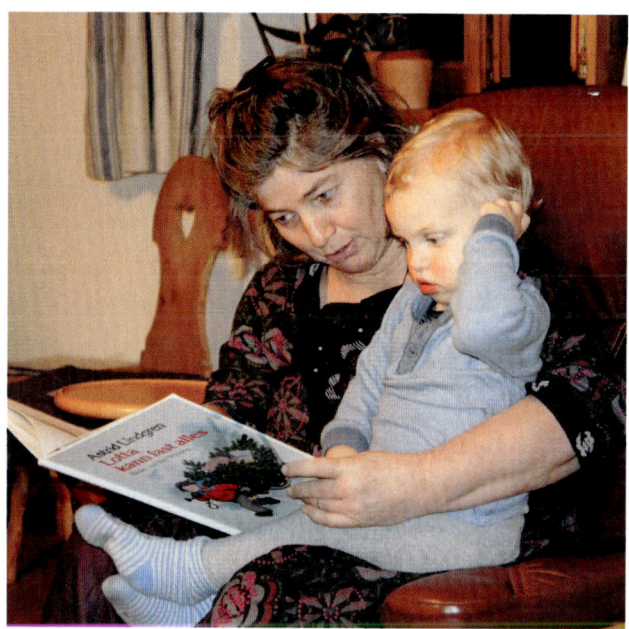

Mit diesen Fragen möchte ich Sie ermuntern, dass sie ihren routinierten Tagesablauf hinterfragen und eine neue verbesserte Lebensqualität entwickeln, die sich positiv auf Sie selbst, die ganze Familie und die Entwicklung ihres Kindes auswirkt.

Aus meiner eigenen Erfahrung kann ich nur vom Wert des Vorlesens schwärmen. Es gibt so viele wunderbare Bücher, Märchen, Fabeln und Legenden. Wie herrlich ist es, wenn man diese

Schätze mit seinen Kindern gemeinsam entdeckt! Wenn man gemeinsam eintaucht in die Phantasie- oder Märchenwelt, und welche Freude ist es für die Eltern, wenn das Kind selbst zu lesen beginnt.
Die Vorstellungskraft und Kreativität wird im Buch ganz anders angeregt als bei Fernseh- oder Kinofilmen, denn mit den Bild- und Personenvorgaben im Film findet eine starke Einengung der Figuren, Handlungen oder auch Landschaften statt.
Für andere Familien ist das gemeinsame Bauen mit Bauklötzchen, Legosteinen oder Sandburgen wichtig und unvergesslich.
Ich gebe Ihnen noch ein paar weitere Anregungen mit und bin mir sicher, dass Ihnen noch viel mehr einfällt:
Gehen Sie gemeinsam in den Wald oder an einen Fluss, bauen Sie um die Wette Steinmännchen oder Staudämme, sammeln Sie Holz, Steine, Eicheln, Bucheckern und Moos und gestalten damit Zwergenwohnungen und Feenhäuschen. Glauben Sie mir, das wird ihren Kindern unvergesslich sein und tausendmal wertvoller als der Nachmittag im überfüllten Schwimmbad.

Oder fügen Sie in ihren Alltag ganz einfache gemeinsame Aktivitäten ein wie Kuchenbacken, Autowaschen, Schuhe putzen. Mit ein bisschen Geschick der Eltern werden diese lästigen Pflichten und Aufgaben spielerisch in den Alltag integriert und das Kind lernt frühzeitig, Verantwortung zu übernehmen. Gerade wenn in der Heilbehandlung das Ordnungsthema anfällt, erkläre ich Eltern und Kindern gemeinsam, dass eine Familie eine Lebensgemeinschaft ist, in der jeder nicht nur Rechte sondern auch Pflichten hat. Jedes Mitglied hat seinen Teil dazu beizutragen, dass das Zusammenleben gut funktioniert. So können auch Kinder durchaus kleine Aufgaben im Haus übernehmen, das schafft innere und äußere Ordnung in der Familie. Wie die Aufgaben im Einzelnen verteilt werden, das gehört mit allen Mitgliedern gemeinsam besprochen. Gegebenenfalls braucht es einen Arbeits- oder Aufgabenplan, der auch zunehmend in die Selbständigkeit führt. Dazu gehört, dass die Kinder selbst die Verantwortung für die Erledigung ihrer Aufgaben übernehmen und dass die Eltern ihnen dies auch zutrauen und zumuten. Diese Abmachungen lasse ich in meiner Gegenwart gegenseitig feierlich mit Handschlag versprechen und gegebenenfalls von allen Beteiligten unterschreiben. Und es funktioniert! Doch natürlich gehört das von Zeit zu Zeit aktualisiert und erneuert.

Noch eines ist wichtig: was ist, wenn das Kind, oder auch Sie selber einmal krank sind? Können Sie sich diese Aus-Zeit überhaupt noch erlauben ohne schlechtes Gewissen? Oder müssen wir und unsere Kinder um jeden Preis pausenlos funktionieren? Und was ist, wenn wir das nicht tun? Diese Lektion habe ich früh von meinen Kindern gelernt: manchmal ist einfach alles zu viel! Die Seele braucht immer wieder ein Innehalten, ein Ausruhen, ein sich Orientieren, um die vielfältigen Reize, denen wir ständig ausgesetzt sind, zu verarbeiten und zu verdauen. Und wenn wir nicht freiwillig die Lebensbremse anziehen und unsere Hektik entschleunigen, werden wir eben zwischendurch eingebremst. Ich bin überzeugt, jeder Mensch hat eine Sollbruchstelle, die sich meldet, wenn die Leistungsgrenze überschritten wird. Der eine bekommt Bauchschmerzen, der andere Erbrechen und ich selbst habe jahrelang mit Migräne reagiert. Und zwar so heftig, dass ich mich gerne hingelegt habe und alles habe liegen- und stehen lassen. Und stellen Sie sich vor: nichts ist passiert! Die Kinder sind alle groß geworden und auch ich stehe nach wie vor mit beiden Beinen im Leben.

Eine meiner Töchter musste sich im Grundschulalter einige Male nachts mehrmals hintereinander erbrechen. Es war für uns selbstverständlich, dass sie dann zuhause und im Bett blieb und sich erst einmal ausschlafen konnte. Spätestens mittags war sie dann wieder fit und ist tags darauf wieder gerne zur Schule gegangen. Diese Auszeit wurde ihr von uns Eltern erlaubt und sie war nie ernsthaft oder eine längere Zeit krank.

Sicher gibt es Situationen, in denen man sich durch Krankheit vor etwas drücken will, wir sprechen dann von einem Krankheitsgewinn. Das lernen auch Kinder schnell. Doch dann müssen wir als Eltern erfinderisch sein und dahinter schauen, warum und was an der jeweiligen Situation so unangenehm ist. Und das erfordert wieder, dass wir uns für das Kind Z E I T nehmen, um die Sachlage zu erkennen. Das geht aber nur, wenn wir wirklich zuhören, was es zu sagen hat. Das erfordert aber auch, dass wir zwischen die Zeilen hören, wie man so schön sagt.

Und manchmal ist es auch not-wendig und heilsam, dass das Kind krank sein darf, dass es verwöhnt wird und sich ganz auskurieren kann. Dann braucht es vor allem unsere Ruhe und Gelassenheit.

Bewegung

Hiermit sind wir bei einer weiteren wichtigen Frage angelangt: Wieweit können wir als Eltern vorbeugen, damit das Kind möglichst wenig erkranken muss? Denn es gibt ja viele Kinder, und auch Erwachsene, die jeden Infekt „aufschnappen" - hier bleibe ich in der volksmundhaften Ausdrucksweise. Denn Sie wissen mittlerweile, dass (fast) jede Erkrankung einen biologischen Sinn hat und dass gerade die Entzündungszeichen immer in der konfliktgelösten Phase auftreten und not-wendig sind.

Wie also können wir die Kinder unterstützen, dass sie ihre Bedürfnisse ausleben können und sich nicht dauerhaft unverstanden oder abgeschoben fühlen? Ein wichtiger Grundstock hierfür ist ausreichende Bewegung, am besten täglich in der frischen Luft.

An dieser Stelle greife ich nochmals das Vitamin D auf, das habe ich bereits im Kapitel über Rachitis angesprochen. Vitamin D benötigt Sonnenlicht, damit es im Körper produziert werden kann. Vitamin D ist lebensnotwendig! Zahlreiche Studien haben bewiesen, dass Vitamin D eine große Rolle für unsere Gesundheit spielt, doch nahezu die gesamte Bevölkerung leidet Mangel an Vitamin D. Da spielt es sicher mit eine Rolle, dass sich die meisten Menschen viel zu viel in Räumen aufhalten und der ganze Lebenswandel der heutigen Gesellschaft sehr ungesund geworden ist. Zusätzlich wird uns noch ständig weis gemacht, dass Sonnenlicht schädlich ist und wir uns davor schützen müssen, mit Sonnenbrillen und Sonnencremes. Weniger Sonnenstrahlung bedeutet weniger Vitamin D, und das bedeutet weniger Gesundheit und eine höhere Infektanfälligkeit.

Deshalb ist es so wichtig, dass sich der Mensch ausreichend an der frischen Luft und unter freiem Himmel bewegt.

Doch manchmal frage ich mich, wo sind heutzutage nachmittags die Kinder? Als unsere Sprösslinge klein waren, waren sie und ihre Freunde das ganze Jahr über täglich draußen und im Winter bei Schneelage täglich am Schlittenberg gegenüber. Und zwar, bis es dunkel wurde. Im letzten Winter gab es tagelang eine geschlossene Schneedecke und am ersten Nachmittag war richtig Leben am Berg. Doch nach dem 3. Tag - nichts mehr. Was ist geschehen? Ist unsere Jugend so schnell überdrüssig, müde, erschöpft, gesättigt? Oder glauben unsere Nachkommen schon wie wir, dass sie einfach keine Zeit haben? Was leben wir vor?

Doch an dieser Stelle gehen wir noch einmal zurück zum Kleinkind, das seine Welt krabbelnd entdeckt und erobert. Gerade das Krabbeln mit den Überkreuzbewegungen (rechter Arm und linkes Bein, linker Arm und rechtes Bein) ist überaus wichtig für die Entwicklung beider Gehirnhälften. Krabbelt das Kleinkind nicht von sich aus, kann es durchaus von den Eltern dazu motiviert und „gelockt" werden. Später, bei der Aufrichtung, beim Halten des Gleichgewichts, beim Stehen und den ersten Schritten, erfährt das Kind, wie es im Leben steht, wie es seinen Platz dort findet und auch behaupten kann. Uralte Spiele, die diese Lebenshaltungen beim etwas größeren Kind spielerisch fördern, sind alle Hüpfspiele oder Gummitwist.

Liebe Eltern, was ist das kostbarste, das wir verschenken und mit anderen teilen können, ohne dass wir es kaufen müssen?
Richtig, unsere Zeit! Und wie leichtsinnig gehen wir damit um, wie viele Augenblicke verplempern und vergeuden wir vor dem Fernsehkasten, am Computer oder auch bei unnötigen Autofahrten, die wir so viel sinnvoller mit unseren Kindern oder Enkeln verbringen könnten?

Und weil wir gerade beim Fernsehen sind, muss ich an dieser Stelle nochmals Manfred Spitzer zitieren:

Über 80 % der Zwei- bis Dreijährigen schalten bereits selbständig den Fernseher an; mehr als die Hälfte wechselt in diesem Alter die Programme selbständig, und mehr als 40 % legen ein Video oder DVD selbst ein. Und Kinder machen nach, was Eltern vormachen. ... Armut und Dummheit der Eltern bewirken unabhängig voneinander bei den Kindern mehr Medienkonsum. (Manfred Spitzer, S. 137)

Ganz offensichtlich wird der Fernseher von vielen Eltern als Babysitter verwendet: „Viele Eltern betrachten die Medien als großen Vorteil und können sich gar nicht vorstellen, wie sie mit Kindern den Tag ohne TV, Videos und DVDs herumkriegen sollen. Diese Medien beruhigen die Kinder und geben den Eltern Zeit, um den Haushalt zu erledigen oder schlicht etwas Zeit für sich zu haben. Zugleich wissen Eltern, dass die Kinder sicher sind, d.h. nicht draußen spielen und im Haus Unfug anstellen. Mit mehreren Geräten wird der Streit ums Programm zwischen den Geschwistern gelöst und zudem dafür gesorgt, dass auch die Eltern ungestört schauen können, was sie möchten." (ebd. S. 140)

Die Untersuchungen, die es zu den Auswirkungen von Bildschirmmedien tatsächlich gibt, sprechen seit Jahren mit zunehmender Deutlichkeit für deren negative Auswirkungen. Wer also jetzt Verantwortung für die kleinsten und schwächsten Mitglieder unserer Gesellschaft trägt, der mache sich klar, dass eine Mattscheibe kein guter Babysitter ist – und schon gar kein guter Lehrer! Und er solle entsprechend handeln. (ebd. S. 154)

Wenn ich solche Informationen höre, läuten bei mir sämtliche Alarmglocken. Denn gehen, laufen, rennen, tanzen, springen, balancieren, Purzelbäume schlagen und vieles mehr sind wohl Grundbedürfnisse des Menschseins, die anscheinend ganz schön degeneriert sind. Ich bin mir absolut sicher, dass die uralten Verstecken- und Fangen-Spiele sich hundertmal besser auf die Entwicklung eines Kindes auswirken als jedes Computerspiel. Doch das können wir nur selbst vorleben und miteinander tun. Wenn wir da an die Vernunft des Kindes appellieren, funktioniert es nicht. Wissen Sie noch, wie zufrieden alle Familienmitglieder sind und wie alle Spannungen abfallen, wenn man mit den Kindern am Boden rollt und rauft und ringt und Kräfte misst?

Kürzlich war ein 11-jähriges Mädchen zu Beginn der Ferien in meiner Praxis, das so stark unter Unruhe und Unkonzentriertheit leidet, dass es regelmäßig Ritalin bekommt. An diesem Tag, ein stürmischer Apriltag, war ihre Unruhe besonders groß. Sie beschrieb es so, dass sie so viel Energie in sich hätte und nicht wisse, wohin damit, am liebsten würde sie ununterbrochen auf dem Bett springen. Alle meine Vorschläge zum Energieabbau wurden entweder von ihr oder von der Mama mit einem „Ja, aber...." abgeschmettert. Schließlich konnte ich nicht mehr an mich halten, und sagte: „Wenn du mein Kind wärst, würde ich auf der Stelle mit dir eine Runde an die frische Luft gehen." Das löste in den Kinderaugen ein neugieriges Aufblitzen aus. Ich hatte gerade Zeit und so sind wir tatsächlich eineinhalb Stunden bei Sturm, Regen und Sonnenschein am Fluss und See gelaufen. Sie war quietschvergnügt und aufgeschlossen. Rundum zufrieden habe ich sie dann bei der Mama wieder abgeliefert.

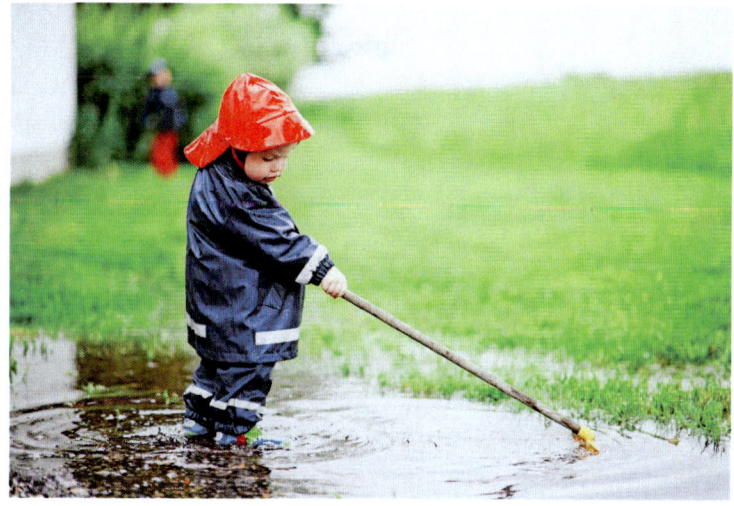

Würden nicht solche Unternehmungen allen unkonzentrierten und zappeligen Kindern gut tun und die Seele heilen lassen? Probieren Sie es aus!

Und denken Sie an die Regentage: sicher kennen sie es auch, dass man unter großem Gejammer und mit viel Widerstand hinaus an die frische Luft geht. Doch hinterher haben sich alle ausgetobt, sind wohlig zufrieden und rechtschaffen müde.

Gemeinsame Mahlzeiten

Wie schauen Ihre gemeinsamen Mahlzeiten und speziell das Frühstück aus? Läuft da schon der Fernseher und ist der Papa (oder auch die Mama) hinter der Zeitung versteckt? Oder rennt die Stoppuhr, damit alle pünktlich aus dem Hause kommen? Oder wecken Sie ihr Kind liebevoll mit einem Küsschen und sanftem Kitzeln und einem Lied im Herzen oder auf den Lippen?

Viele Menschen und auch schon Kinder essen alleine oder schlingen im Stehen und Gehen ein Brötchen hinunter. Oft höre ich in meinem Praxisalltag, dass am Morgen sowieso niemand Appetit hat und dass keine Zeit fürs Frühstück ist. Da ist es wichtig, genau zu unterscheiden: denn für viele Menschen – und auch Kinder – ist es tatsächlich am Morgen unmöglich etwas zu essen, zumal die Kinder mitunter schon sehr früh aus dem Hause gehen müssen. Wenn das der Fall ist, dann sorgen Sie jedoch für eine „vernünftige" (also gesunde und liebevolle) Pausenmahlzeit.

Andererseits ist es vermutlich oft einfach eine Sache der Einteilung, weil das Kind viel zu spät ins Bett kommt. Denn es wirkt sich aufs Befinden des ganzen Tages aus, wie man in den Tag startet. Und ich hege immer den Verdacht, dass zusätzlich der Schlankheitswahn so mancher Mama einen dummen Streich spielt, wenn sie sich selbst das Frühstück versagt. Dabei kann dies so eine wichtige Zeit sein, in der man gemeinsam am Tisch sitzt, sich gegenseitig wahrnimmt und zuhört. Eine Zeit, und sei es nur eine Viertelstunde, in der man ermuntern und den Tag planen kann. Eine gemeinsam eingenommene Mahlzeit gibt Rhythmus und Struktur, unterstützt wird dies zusätzlich durch gemeinsames Singen oder zusammen gesprochene Tischsprüche wie diesen:

Das Brot vom Korn,
das Korn vom Licht,
das Licht aus Gottes Angesicht.
Die Frucht der Erde aus Gottes Schein,
Lass Licht auch werden im Herzen dein.

Doch wenn wir berieselt werden von Werbung, Verkehrsmeldungen, Komiksendungen oder Musik, die oft nur noch Lärm ist, werden wir und unser Geist zugemüllt wie ein Abfalleimer.

Natürlich ist es auch von großer Bedeutung, was wir essen und welche Qualität unsere Lebensmittel haben. Viele Studien und Untersuchungen gibt es, die die negativen Auswirkungen von Fertigprodukten auf den menschlichen Organismus gründlich unter die Lupe nehmen. Das beweist, wie sinnvoll es ist sich die Zeit zu nehmen für möglichst frisch zubereitete, überwiegend basische und wenig industriell bearbeitete Mahlzeiten, die aus regionalen und saisonalen Zutaten (nach Möglichkeit aus biologisch-dynamischem Anbau) stammen. Eine vollwertige Ernährung enthält mehr Fluor als die übliche Ernährung, womit wir wieder einen Bogen zum Kapitel über die Zähne spannen können. Außerdem wirkt sich ausreichendes Kauen positiv aus auf das Kiefer und die Zähne.

Bei jeder Erstanamnese frage ich auch nach den täglichen Trinkwassergewohnheiten. Denn der Körper besteht zu 70 bis 80 % aus Wasser, und es ist bedeutungsvoll, mit welchem „Material" wir unsere Reserven wieder auffüllen. Es macht sehr wohl einen Unterschied, ob wir ein Wasser trinken, das sich zwar Mineralwasser nennt, aber in Plastikflaschen über Hunderte von Kilometern aus Frankreich oder Italien oder sonst woher transportiert wurde oder ob wir hochwertiges Wasser aus einer heilkräftigen Quelle trinken. Mit ausreichend gutem Trinkwasser funktioniert der ganze Organismus besser, es wirkt sich positiv auf das Gedächtnis, die Konzentration und auch auf die Entgiftung aus, weil der Informationsfluss zwischen den Zellen besser funktioniert. Der Mensch und auch das Kind fühlen sich leistungsfähiger.

Mit diesen Zeilen möchte ich Sie ermuntern, Ihr Verhalten und Ihre Gewohnheiten zu hinterfragen und gegebenenfalls auch zu verändern. Kochen Sie gemeinsam mit den Kindern, fragen Sie nach den Lieblingsspeisen und beenden Sie die Mittags- oder Abendmahlzeit mit einer Runde Spiel als „Nachtisch". Oder stellen Sie wenigstens ein paar Blumen auf den Frühstückstisch oder zünden eine schöne Kerze an und sagen Sie ihrem Kind gleich frühmorgens, wie lieb Sie es haben und geben ihm einen Kuss auf die Nasenspitze. Und dann beobachten Sie, wie es in den Tag startet.

Rhythmus und Rituale

Mit diesen letztgenannten Anregungen können Sie auch Rituale schaffen, die ihrem Kind eine innere Ordnung und ein Sicherheitsgefühl vermitteln. Mit „Ritual" meine ich hier gleichbleibende, regelmäßige und wiederkehrende Handlungsabläufe, die sich sowohl auf den Tagesablauf als auch auf Jahreskreisfeste beziehen können. Für manche Kinder ist es ganz besonders notwendig, dass alles seinen geregelten und gleichbleibenden Ablauf hat, andere sind flexibler. Solche ritualisierten Gewohnheiten, wie eine Runde spielen nach dem Mittagessen oder gemeinsames Singen auf der Autofahrt zur Oma wirken sich auch auf die Psyche aus und schaffen große Geborgenheit und ein Aufgehoben-sein. Das Kind empfindet Rituale, ob beim Aufstehen, zu-Bett-Gehen, Heimkommen oder der Wochenendgestaltung als festen Rahmen oder Ordnung, auf das es sich verlassen kann. Ein Kind braucht Halt und Orientierung, mit familientypischen Ritualen können Sie spielerisch dafür sorgen. Je mehr sich das Kind darauf verlassen und darauf trauen kann, umso sicherer wird die Ablösung stattfinden.

Lob, Anerkennung und „richtige" Kritik

Zu diesem Thema habe ich viel eigene Erfahrung mit meinen Gitarreschülern gesammelt. Wenn ich als Lehrer oder auch Mutter einen gesunden Einfluss auf das Kind nehmen will, geschieht dies relativ unkompliziert und natürlich, wenn ich selbst authentisch bin und auf dem Boden der Tatsachen bleibe. Jede Übertreibung wird das Kind als solche erkennen und mich entweder nicht mehr ernst nehmen und mir auf der Nase herumtanzen. Oder das Gegenteil tritt ein und es ist die Gefahr eines Selbstwerteinbruchs gegeben, wenn es die ständigen Ermahnungen und eine harsche Kritik zu ernst nimmt und dadurch einen Minderwertigkeitskomplex erleidet oder vielleicht in Angst und Resignation verfällt. Denn wenn wir alles und jedes kritisieren und immer nach der Nadel im Heuhaufen suchen, wird dies sehr wohl Konsequenzen auf die Entwicklung eines Kindes haben.

Auf keinen Fall aber sollen wir Dinge beschönigen oder vertuschen oder mit Samthandschuhen hantieren, um nicht anzuecken. Nehmen wir als Beispiel ein Kind, das ein Musikinstrument lernen will - oder häufiger - dessen Eltern wollen, dass das Kind ein Instrument lernen soll. Spüren Sie hier schon, welchen Unterschied das macht, ob ein Kind von sich aus lernen will oder ob es dazu gezwungen wird oder vielleicht einen ungelebten Traum der Eltern erfüllen soll? Wenn ein Kind wirklich von sich aus etwas machen oder lernen will, setzt es sich dafür mit ganzer Kraft und Energie ein, es identifiziert sich mit seinem Wunsch und kann ein wahrer Fachmann auf seinem Gebiet werden. Doch wenn es „nur" die Erwartungen der Eltern erfüllen soll und keinen wirklichen Sinn oder wahre Freude in seinem Tun findet, wird es immer mit innerem Widerstand bei der Sache sein. Wenn wir ehrlich sind, geht es uns selbst genauso.

Um anschaulich zu machen, was ich meine und wie Lob oder Kritik wirkt, erzähle ich Ihnen von meinem Gitarrenunterricht. Ich lasse mir zu Beginn der Stunde nach Aufwärmübungen immer die Hausaufgabe vorspielen. Und ich erkenne sofort, ob ein Kind regelmäßig geübt hat, und jetzt zwar Fehler macht, weil es aufgeregt ist oder vielleicht gerade vorhin Ärger mit einem Geschwister hatte. Dann sage ich z.B. *„oh, ich weiß, du kannst es viel besser. Magst du es mir nochmals vorspielen?"* Oder ich lobe die Elemente, die es gut kann und ergänze dann: *„Ich gebe dir noch einen Tipp, wie es flüssiger werden kann."* Dann ist das Kind selbst schon ganz neugierig. Ich sage aber auch klipp und klar, wenn es mir nicht gefällt, oder wenn ich merke, dass die Übungsstunden schon wieder ausgefallen sind. Da bin ich sehr ehrlich und direkt und beschönige nichts. Doch ich versuche immer, eine Motivation zu finden, damit das Kind von sich aus Interesse und Lust verspürt, zu üben.

Und wenn ein Stück gut klappt, kann ich mich sehr freuen und diese Freude auch auf das Kind übertragen. Und das scheint mir gut zu gelingen, weil die Schüler fast jedes Mal enttäuscht sind, wenn die Unterrichtsstunde schon vorbei ist. Das wäre doch der Traum eines jeden Lehrers! Doch das ist auch viel leichter, wenn ich nur einen oder zwei Schüler im Unterricht habe statt einer ganzen Klasse. Doch lassen Sie hier einfach Ihr Charisma spielen, seien Sie kreativ und erfinderisch, lassen Sie sich immer mal wieder etwas Neues einfallen, die Kinder werden es ihnen danken. Ich glaube, das Geheimnis von aufrichtigem Lob und ehrlicher Kritik ist, dass man selbst die Freude über die Pflicht stellt. Vermutlich ist das ein sehr hoher Anspruch, doch es ist zu schaffen, und damit sind Sie wieder authentisch. Und das gelingt Ihnen als Lehrer oder Erzieher oder Eltern nur, wenn Sie es selbst fühlen und selber leben.

Nein und Grenzen

Auch wenn es einzelne Schüler immer wieder mal versuchen, ich lasse mir absolut nicht auf der Nase herum tanzen. Da kann ich richtig streng sein und bei Bedarf auch einmal kräftig schimpfen. Ich bin nämlich überzeugt, nur weich und nachgiebig, freundlich, lieb und nett zu sein, funktioniert in der Erziehung nicht. Kinder brauchen Leitbilder, an denen sie sich orientieren und auch reiben können. Und um einen gesunden Umgang miteinander zu lernen, zu dem eine kritische Auseinandersetzung, eine gute Streitkultur und auch Versöhnen und Aufeinander zugehen gehören, braucht man ein Übungsfeld. Und das sind eben die Eltern. Deshalb ist es so wichtig, dass die Eltern klare Grenzen setzen und dem Kind deutlich vermitteln, wie weit es gehen kann. Dazu braucht es kein Schimpfen und Drohen oder Schreien. Das geht ganz einfach, wenn Sie als Mama oder Papa von sich selbst und ihrem Erziehungsstil überzeugt sind. Erlauben Sie sich auch, einfach einmal NEIN zu sagen, ohne Begründung oder Diskussion - aber nicht weil sie launisch sind. Sondern einfach nur deswegen, weil es für Sie so richtig und stimmig ist. Und wenn Sie selbst das glauben und leben, akzeptiert es ihr Kind auch. Doch wenn Sie selbst unsicher sind, wird es das Kind deutlich spüren. Und wie soll ein Kind Konsequenz lernen, wenn die Mama heute so sagt und morgen wieder ganz anders? Wenn der Papa ein Verbot nicht einhalten kann und nach dreimaligem Nachfragen „umfällt" und nachgibt? Wenn bei Entscheidungen die Mama auf den Papa verweist und der Papa antwortet: „Frag die Mama!" Was lernt denn ein Kind dabei? „Ich muss nur lange genug lästig sein, dann bekomme ich alles, was ich will!" Das sind dann die künftigen Nervensägen!

Eingangs habe ich ein gemeinsames Erziehungsziel definiert. Ich wiederhole es an dieser Stelle: Wir wollen selbstbewusste, aufrechte Kinder, die glücklich, gesund und zufrieden sind, die einen Freundeskreis haben, ihren Platz im Leben finden und einen Beruf wählen, der sie ausfüllt und von dem sie leben können. Wir wollen unsere Kinder dazu erziehen und dabei begleiten, dass sie imstande sind, ihr Leben zu meistern und selbst wieder gesunden, lebensfrohen Nachwuchs zu zeugen.
Dazu gehört auch, dass das Kind seine Meinung klar vertreten kann, dass es sich nicht über den Tisch ziehen lässt, dass es die anderen nicht unterprügelt, aber auch genauso, dass es selber nicht untergeprügelt wird.
Das lernt ihr Kind am leichtesten, wenn es erkennt, dass jeder Mensch seine Grenze hat und dass es die zu achten gibt. Dazu gehört, dass man wohl verschiedene Meinungen haben darf, dass man auch streiten kann und dass die Versöhnung genauso wichtig ist. Dazu gehört auch, dass ein Kind lernt sich zu entschuldigen, wenn es Mist gemacht hat. Erst kürzlich hat mir eine Mama gesagt, „Nein, das finde ich unmöglich, mein Kind muss sich doch nicht entschuldigen. Ich habe mich da auch immer ganz schlecht gefühlt."
Doch liebe Leser, da muss man ganz klar unterscheiden: es geht nicht darum, dass man sich für sein Da-Sein oder So-Sein und seine Gefühle entschuldigt. Doch wenn ich aus einer Wut oder Ärger heraus jemanden beschimpft und verletzt habe oder ungerecht war, kann ich mich

dafür sehr wohl entschuldigen. Das passiert uns wohl allen immer wieder einmal. Und nichts empfinde ich schlimmer, als wenn jemand bockt und beleidigt ist, nicht sagt warum und nach ein paar Tagen so tut, als wäre wieder alles in Ordnung. Das ist dann nur oberflächliche Kosmetik und führt zu keiner wirklichen Entwicklung. Es geht hierbei nur um das Verhalten, nicht um das Wesen oder die Person des Menschen. Auch da können wir für unsere Kinder ein großes Vorbild sein. Es fällt keiner Mutter und keinem Vater ein Zacken aus der Krone, wenn sie oder er sagt, „Mein liebes Kind, da habe ich wohl überreagiert, es tut mir leid. Bitte verzeihe." Wir haben da einen schönen Satz aus der Familienaufstellung, der besagt: „Wenn ich dich durch mein Verhalten bewusst oder unbewusst gekränkt oder verletzt habe, bitte ich dich um Verzeihung. Und ich verzeihe dir auch." Dieser Satz - wirklich von Herzen gesprochen - stellt uns auf die gleiche Ebene. Er hebt Schuld und Anschuldigung auf und bewirkt wahre Wunder. Probieren Sie es aus.

Natürlich ist es anstrengend, wenn wir uns mit den Kindern scheinbar endlos reiben und auseinandersetzen, und wenn es immer wieder bei den gleichen Themen um Machtproben und Diskussionen geht. Doch vergessen Sie nicht, liebe Eltern: an uns und in der Familie üben und lernen die Kinder. Hier probieren sie aus, wie streiten und versöhnen und sich behaupten funktioniert.

Spielen und Spielzeug

Während ich an diesem Kapitel schreibe, überlege ich mir, was „Spielen" genau bedeutet und schlage dazu den Duden auf: dabei finde ich neben dem Schauspiel oder Theaterspiel auch einige Redewendungen, wie „das Spiel durchschauen". Schnell kommt man auch auf Spielregeln, Gesellschaftsspiele und Computerspiele. Das, was ich im Zusammenhang mit gesunder Entwicklung eigentlich meine, ist eine Tätigkeit, die ohne bewussten Zweck zum Vergnügen, zur Entspannung, aus Freude an ihr selbst und an ihrem Resultat ausgeübt wird. Oder eine Handlungsweise, die etwas, was Ernst erfordert, leichtnimmt.

Mit „spielen" meine ich, dass ein Kind (und auch das Kind in uns Erwachsenem) immer wieder Zeiten braucht, in denen es einfach nur selbstvergessen da sein darf, ohne Zeitdruck, ohne Leistungsdruck und ohne Zwang. Mit „spielen" meine ich das selbstvergessene Spiel, das unabhängig ist von Steckdose oder Akkus, unabhängig vom Studieren langatmiger Anleitungen, das keinerlei Hilfsmittel braucht und wo es auch keine Gewinner oder Verlierer gibt: ich denke an Bauklötze, an die Holzeisenbahn, an Lagerbauten unter Tischen und Stühlen mit Decken und Matten, an Räuber und Gendarm, an Fangen und Verstecken und vieles, vieles andere.

Heutzutage wird „spielen" häufig mit „spielen am Computer oder Playstation,..." verwechselt, und das geht auf Kosten des wirklichen „Spielens". Es ist nicht so, dass ich die modernen Medien generell verurteile, im Gegenteil, ich mag meinen Computer sehr und bin begeistert, was alles damit möglich ist und wie er meine Arbeit häufig auch vereinfacht. Doch alles braucht seinen richtigen Platz und ich bin überzeugt, dass die meisten Kinder der heutigen Zeit viel zu früh abhängig davon werden. Die Verantwortung dafür liegt wiederum allein bei den Eltern, denn mit zu frühem und verantwortungslosem Umgang nimmt man den Kindern einen großen Teil des Kind-seins und damit der Lebensqualität. Manfred Spitzer bringt es auf den Punkt:

Um es noch einmal mit aller Deutlichkeit zu sagen. Das Gemeine am Marktgeschrei für Computer in den Schulen ist, dass das, was die Eltern tun – sie kaufen ihrem Fünftklässler einen Computer – genau das bewirkt, was sie nicht wollen und wovor sie sich ängstigen. Dies hat beispielsweise die Auswertung von Daten der PISA-Studie zum Einfluss der Verfügbarkeit von Computern auf Leistungen in der Schule durch Thomas Fuchs und L. Wößmann gezeigt: ein Computer zu Hause führt zu schlechteren Schulleistungen. Dies zeigt sich beim Rechnen wie beim Lesen. Die Autoren kommentieren ihre Ergebnisse wie folgt: „das bloße Vorhandensein von Computern zu Hause führt zunächst einmal dazu, dass die Kinder Computerspiele spielen. Das hält sie vom Lernen ab und wirkt sich negativ auf den Schulerfolg aus. (Digitale Demenz, S. 23)

Außerdem zeigt Manfred Spitzer auf, dass viele Jugendliche schon abhängig von digitalen Medien sind. Er vergleicht dies mit Alkohol und Drogen und stellt die Frage:

> *Was würden Sie sagen, wenn jemand das Training von Alkoholkompetenz im Kindergarten oder als Schulfach einführen würde? Wir müssen den Kindern so früh wie möglich den verantwortungsvollen Umgang mit Alkohol beibringen. Nur so können sie in der heutigen Welt mit dem Überangebot von Alkohol und anderen Suchtstoffen bestehen. [...]Nicht anders ist das mit Computer und Internet in Kindergarten und Grundschule. Ihr Effekt wird in der Drogenszene als anfixen bezeichnet, womit ganz allgemein „Neugier wecken" gemeint ist, im Drogenmilieu jedoch speziell das Überreden von jemandem, der noch kein Rauschgift genommen hat, sich zum ersten Mal eine Droge zu injizieren. Wer in jungen Jahren schon mit den digitalen Medien in Kontakt kommt, lernt auch mit großer Wahrscheinlichkeit schon sehr früh, wie und wo man an all die verbotenen oder zumindest von Eltern unerwünschten Inhalte kommt."(ebd.S.309)*

Dies sind Tatsachen, die wir nicht länger schön reden und verharmlosen können. Natürlich weiß ich auch, dass ein krasses Verbot oder eine totale Ablehnung von Fernsehen oder Computer diese Medien für die Kinder nur noch interessanter macht und damit die Reibung und die Streitereien auch zunehmen. Doch als Eltern dürfen wir zu jeder Zeit selbst bestimmen, wie viel Energie und Kraft wir in diese Technologien geben. Und vor allem auch, was wir in Bezug auf unsere Kinder vorleben beziehungsweise auch dagegen setzen.

Wir Eltern übernehmen so vieles unreflektiert von anderen, lassen uns anstecken von der Werbung oder vom „Mainstream" oder uns von den Kindern unter Druck setzen mit den Worten: *„aber die anderen dürfen das auch."* Doch auch hier ist wieder unser gesunder Menschenverstand gefragt und nicht das Massenbewusstsein, das uns die Werbebranche vorgaukelt.

Als Eltern können wir beim kleinen Kind beginnen, denn alles was sich schon routiniert oder ritualmäßig festgesetzt hat, lässt sich schlecht rückgängig machen. Wenn Ihr Kind mit 6 Jahren sein eigenes Mobiltelefon hat, können Sie es ihm nicht mit 10 Jahren wieder verbieten. Doch Sie können von Anfang an dafür sorgen, dass es nur zu bestimmten Zeiten an ist, oder Sie können die Fernsehzeiten ganz klar begrenzen. Denn das ist „modernes Spielen" und sicher ist es oft praktisch und bequem, wenn die Kinder damit ruhig gehalten werden.

Vor Jahren habe ich auf einer Postkarte den Spruch gelesen „Im Spiel erkennt man den wahren Charakter eines Menschen" und da ist viel Wahrheit dran. Und um auch hier als Eltern einen klaren Standpunkt zu vertreten, kann es eine Hilfe sein, wenn wir uns an unsere eigenen Kindheitserlebnisse erinnern... Tun Sie es jetzt und erzählen Sie ihrem Kind davon.

Liebe

Mit diesen Gedanken möchte ich Sie, verehrter Leser, ermuntern, die Liebe zu ihrem Kind zu überdenken. Denn häufig versuchen wir das mit Geld, Geschenken und Äußerlichkeiten wett zu machen, was wir an persönlicher Zeit, Hingabe und Aufmerksamkeit im Moment nicht leisten können, weil wir zu sehr mit eigenen Dingen und Problemen beschäftigt sind. Versuchen wir nicht häufig, unsere Kinder ruhig zu stellen und oberflächlich zu befriedigen und bezeichnen dieses Verhalten als Liebe? Liebe ist ein stark strapazierter Begriff in der heutigen Zeit, der jedoch oft mit Affenliebe verwechselt wird. Liebe hat nichts zu tun mit kontrollieren, festhalten und manipulieren. Liebe lässt frei, Liebe lässt den anderen wachsen und reifen und seinen eigenen Weg finden. Zugegeben, das ist eine schwierige Aufgabe für uns Eltern, weil wir einfach schon viele Erfahrungen gemacht haben, und weil wir unser Kind davor bewahren wollen, die gleichen Fehler zu machen. Und weil wir ihm Schmerzen und Leid ersparen wollen. Doch das geht nicht.

Zum guten Schluss möchte ich Sie nochmals ermuntern, wenn ihr Kind krank oder auffällig oder unkonzentriert ist: überprüfen Sie zu allererst sich selbst, ihre Erwartungen, ihre Anforderungen und ihr Lebensumfeld. Schauen Sie diese Fakten mit den Augen ihres Kindes an und dann richten Sie ihr Augenmerk darauf, was Sie selbst verändern können.

Mit einem Text aus dem Büchlein „Willkommen" von Hans Bouma und Otto Dicke, das ich von meiner Mama zu Geburt eines meiner Kinder bekommen habe, verabschiede ich mich von Ihnen.

dein Kind
nicht dein Besitz

Gebärde des Schöpfers

ganz abhängig
ganz frei

Glück
dir nur so
in den Schoß gefallen

nicht gemacht
sondern geschaffen

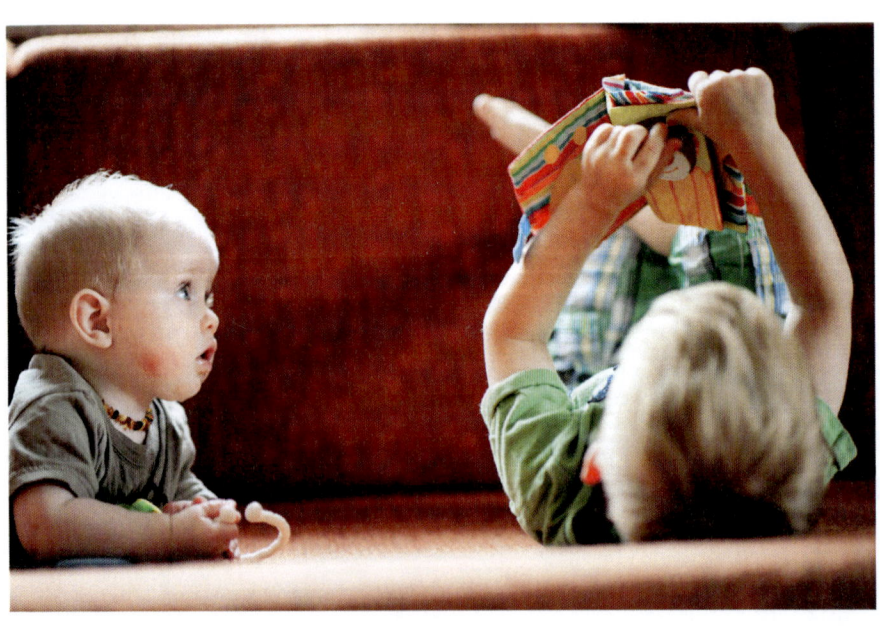

Nachwort

Ich danke von Herzen allen, die den Entstehungsweg dieses Buches mit begleitet haben, allen voran meinen vier wunderbaren Kindern. Denn durch die Jahrzehnte ihres Wachsens und Reifens konnte ich viel lernen und erkennen.
Danke an meine lieben Eltern!
Danke an meinen Mann Udo, mit dem ich stundenlang an allgemein verständlichen Formulierungen und Zusammenhängen gefeilt habe.
Danke an Rainer Körner, der mir immer wieder die biologischen Zusammenhänge verständlich macht, der so manche Stelle kritisch hinterfragt hat und der mir sämtliche Graphiken zur Verfügung gestellt hat.
Danke an meine Freunde Serena und Thomas und die Kollegin Maria Zimmermann, die kritisch Korrektur gelesen haben.
Danke an Eva Wöckl für ihre lebendigen Kinderfotos.

Interessensgemeinschaft für BioLogisches Heilwissen

Für das BioLogische Heilwissen hat sich eine Interessengemeinschaft aus Therapeuten, Heilpraktikern und Interessenten zusammengefunden. Sie haben es sich zur Aufgabe gemacht das Wissen zu verbreiten, weiter an neuen Erkenntnissen zu forschen und die Anwendung in einer für jedermann zugänglichen Therapie zu ermöglichen. Ein wesentlicher Beitrag hierzu ist die Ausbildung von Therapeuten. Unsere Idee ist es, durch gegenseitige Unterstützung, Inspiration und Erfahrungsaustausch die Möglichkeiten zu erweitern und zu einem gesunden Gesundheitswesen beizutragen, das sich auf reale Natur- und Lebensgesetze gründet. Im Internet finden Sie viele Informationen unter www.BioLogisches-Heilwissen.de.

Literaturverzeichnis

Rainer Körner, Lehrbuch BioLogisches Heilwissen, 3. Auflage 2013

Rainer Körner, Unfälle, Traumata, Verletzungen, Heilwissen Verlag, 2013

Rainer Körner: Warum wir sind, wie wir sind! Psychische (Über)-Lebensstrategien und Außergewöhnliche Fähigkeiten initiiert durch biologische Konflikte, Heilwissen Verlag 2014

Rainer Körner, STOPP Übergewicht, Heilwissen Verlag 2013

Informationsschrift „BioLogisches Heilwissen", Heilwissen Verlag 2014

Manfred Spitzer: Digitale Demenz, Wie wir uns und unsere Kinder um den Verstand bringen, Droemer Verlag, 2012

Angela Frauenkron-Hoffmann „Biologisches Dekodieren", So befreien Sie ihr Kind, Resonaris 2013

Jean Liedloff, Auf der Suche nach dem verlorenen Glück, C.H.Beck 1985

Björn Eybl, Die seelischen Ursachen der Krankheiten, Ibera-Verlag 2013

Dr. med. Hermann Michael Stellmann, Kinderkrankheiten natürlich behandeln, Gräfe und Unzer, 2. Auflage 1984

Der Gesundheitsbrockhaus, 1990

Pschyrembel, Klinisches Wörterbuch, 258. Auflage

Kontakt: info@pollack-naturheilpraxis.de

Weitere Informationen:
www.naturheilpraxis-pollack.de oder www.BioLogisches-Heilwissen.de